Dr P. PINCHON

—

Ostéomyélite

du Cubitus

LYON. — IMP. A. REY

OSTÉOMYÉLITE DU CUBITUS

OSTÉOMYÉLITE
DU CUBITUS

PAR

Le Dr P. PINCHON

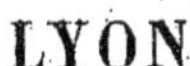

LYON

A. REY & Cie, IMPRIMEURS-ÉDITEURS DE L'UNIVERSITE
4, RUE GENTIL, 4

1902

A MON PÈRE, A MA MÈRE

A MA GRAND'MÈRE

Je dédie ces quelques pages comme un faible témoignage de ma sincère affection et de ma profonde reconnaissance

INTRODUCTION

Dans ce travail, où nous avons réuni quelques observations d'ostéomyélite du cubitus, nous ne nous occuperons pas de rechercher la fréquence relative de cette
localisation ; car les quelques cas que nous avons pu
trouver, tant dans les services des hôpitaux de Lyon
que dans la littérature médicale, ne sont que les cas
présentant quelque particularité intéressante. En réalité, l'ostéomyélite du cubitus est probablement plus
fréquente que pourrait le faire croire une statistique
basée sur le petit nombre de nos observations.

Nous n'aborderons pas non plus la question de la
pathogénie, qui est ici la même que pour toutes les
autres localisations de cette affection.

Nous chercherons seulement à montrer les particularités que présente l'ostéomyélite en touchant le cubitus, les caractères étiologiques un peu différents qu'elle
présente, à cause de la situation sous-cutanée de l'os,
la symptomatologie un peu particulière que lui donne
l'envahissement presque immédiat de l'articulation du
coude, lorsque l'infection a touché la région juxta-épiphysaire supérieure.

OSTÉOMYÉLITE DU CUBITUS

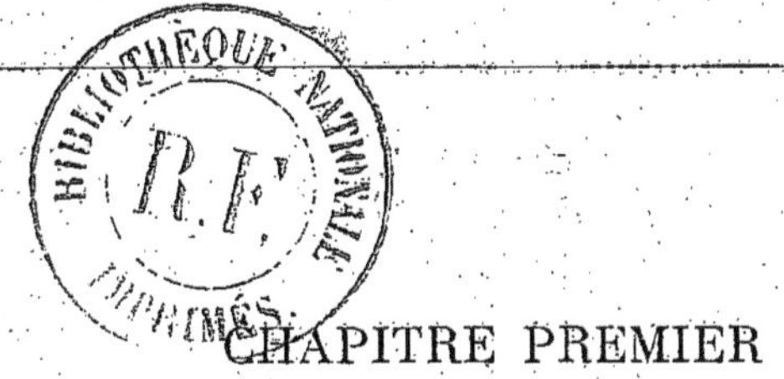

CHAPITRE PREMIER

ANATOMIE PATHOLOGIQUE

Avant d'entrer dans l'étude des lésions que présente le cubitus atteint d'ostéomyélite, il est nécessaire de considérer la structure des extrémités de cet os à l'état sain et la situation relative de leur cartilage de conjugaison, situation qui donne une physionomie et une gravité particulière à la maladie, lorsqu'elle atteint la région juxta-épiphysaire supérieure. Le cubitus, comme tous les os longs, présente une diaphyse et deux épiphyses. L'épiphyse inférieure apparaît entre sept et neuf ans et se soude tard à la diaphyse, de vingt à vingt-trois ans ; l'épiphyse supérieure apparaît de douze à treize ans pour se souder vers seize ans. Ollier a vu cependant, dans plusieurs cas, l'épiphyse supérieure non soudée à l'âge de dix-neuf ans. L'accroissement en longueur ne se fait pas également par les deux extrémités de l'os ; Ollier a montré que la quantité d'os produite par l'extrémité inférieure chez l'homme était dans le rapport de 3, 5 à 1 pour l'extrémité supérieure. Nous montrerons, en étudiant l'étiologie, l'influence de la fertilité de cette région sur la fréquence de la localisation de l'ostéomyélite à l'extrémité inférieure du cubitus.

Mais ce qui est particulièrement intéressant à étudier au cubitus, c'est la situation qu'occupe le cartilage de conjugaison et les rapports de la diaphyse avec les surfaces articulaires. A l'extrémité supérieure, l'épiphyse ne forme pas l'olécrâne en entier, mais seulement dans son quart ou son tiers supérieur ; la diaphyse, par sa région juxta-épiphysaire, forme donc les trois quarts ou les deux tiers de cette apophyse et, par conséquent, la plus grande partie de la grande cavité sigmoïde. Quant à l'apophyse coronoïde, elle est aussi formée par la diaphyse. Sappey y a néanmoins signalé un point d'ossification particulier, mais fournissant seulement le bec de cette apophyse. Il résulte de là que, dans l'ostéomyélite de l'extrémité supérieure du cubitus, l'articulation ne sera protégée contre l'infection que par l'épaisseur du cartilage d'encroûtement et que l'arthrite du coude fera partie des symptômes de cette affection au lieu d'être une complication comme dans les autres localisations, à part les extrémités supérieures du radius et du fémur où se trouve une disposition semblable.

A l'extrémité inférieure, le cartilage de conjugaison se trouve à 15 millimètres au-dessus de la pointe de l'apophyse styloïde. Ce cartilage est sous-périostique par trois de ses côtés ; il n'y a que le côté externe qui soit en rapport avec la synoviale de l'articulation radio-cubitale inférieure. Dans les symptômes de l'ostéomyélite de cette région, nous verrons donc toujours signalée l'impotence des mouvements de pronation. La plupart du temps l'articulation radio-carpienne ne sera pas envahie, étant séparée de la radio-cubitale par le ligament triangulaire. Il n'y aura que dans les cas où ce ligament sera percé d'un orifice et qu'il y aura communication naturelle entre les deux articulations que l'infection s'y propagera. En somme, l'extrémité inférieure du cubitus présente cette particularité que l'ostéomyélite de cette région ne se complique que très rarement d'arthrite du poignet, même après infection de l'épiphyse, à cause de la disposition particulière de celle-ci qui n'a pas de rapport avec l'articulation radio-carpienne.

Au cubitus, comme dans tous les os longs, c'est-à-dire présentant une diaphyse et deux épiphyses, c'est au voisinage du cartilage de conjugaison que se développe l'ostéomyélite. Ollier a montré que l'infection ne débute pas indifféremment par l'une ou l'autre face du cartilage, mais que c'est toujours du côté diaphysaire que les phénomènes inflammatoires se produisent d'abord, au niveau de la région juxta-épiphysaire comme l'a nommée Gamet, du bulbe osseux comme l'appelle Lannelongue. C'est, en effet, ce côté du cartilage qui est le plus fertile et c'est parconséquent là que la vascularisation est la plus abondante et l'inflammation plus facile. Les phénomènes de profération cellulaire se produisent là avec une grande rapidité, et cette région est intermédiaire comme structure entre le cartilage et l'os. Ce tissu en voie de formation est en connexion vasculaire très importante avec la moelle et le périoste ; de ce point l'inflammation peut donc rayonner et se propager avec une très grande facilité. Du coté du cartilage d'accroissement, la structure homogène de celui-ci et son union intime au périoste à sa périphérie arrêtent un certain temps la marche de l'infection et peuvent même empêcher la propagation à l'épiphyse ; c'est ce qui se produit à l'extrémité inférieure du cubitus. A la partie supérieure cette propagation à l'épiphyse n'a pas d'importance et c'est du coté du cartilage diarthrodial que réside tout l'intérêt de la question.

La localisation du début de l'affection a été longtemps discutée. Les uns, avec Berger, Verneuil, s'appuyant sur la description de la périostite phlegmoneuse diffuse de Chassaignac, donnaient le périoste comme point de départ de l'affection. Lannelongue soutenait au contraire l'origine médullaire et prétendait que le périoste n'était atteint que secondairement. Actuellement, on admet que le plus souvent, derrière la périostite, seule diagnostiquée par la tuméfaction, se trouve une ostéomyélite qui, tout en restant ignorée, n'en est pas moins la lésion primitive et deviendra la cause de nouveaux accidents, si elle est méconnue. Ollier néanmoins, et Gangolphe après lui, ont signalé des cas d'abcès sous-périostiques assez considérables sans existence de pus dans la moelle, à la trépanation. Mais l'os ne s'accroît pas seulement en hauteur, il augmente aussi en épaisseur par l'ossification de la couche ostéogène du périoste. Cet accroissement se poursuit même après la soudure des épiphyses et, chez l'adulte, il est facile de comprendre la fréquence plus grande de la périostite primitive, la face interne du périoste étant le siège d'une vascularisation encore abondante.

On décrit avec Lannelongue deux périodes dans l'ostéomyélite : la première où les lésions inflammatoires ne consistent encore qu'en hyperémie et diapédèse, la seconde où la suppuration s'est établie. Mais, comme le fait remarquer cet auteur, le passage se fait insensiblement d'une période à l'autre et la transition est si rapide qu'il est fréquent de les trouver associées sur le même os.

Dans la première période on note généralement, comme lésions de la moelle, l'apparition de taches rouges, dues à la dilatation des vaisseaux, la disparition des cellules adipeuses, qui retournent à l'état embryonnaire avant de donner des globules de pus, enfin la diapédèse assez considérable de globules blancs et rouges. Le tissu osseux présente, lui aussi, les mêmes lésions de congestion, la moelle pénétrant jusque dans ses trabécules par les canaux de Havers et le tissu osseux ne vivant que par elle. Mais toutes ces lésions ne pouvant être étudiées dans leurs détails qu'à l'aide du microscope, elles intéressent beaucoup plus l'anatomo-pathologiste que le clinicien et, à ce point de vue, nous nous permettrons de ne pas y insister, d'autant plus que ces variations de coloration de la moelle sont assez difficiles à saisir au début de l'infection, avec l'ischémie produite dans les opérations par l'application de la bande d'Esmarch.

Dans la deuxième phase se produit la suppuration. La moelle se ramollit et prend une coloration jaune verdâtre, qui peut être plus ou moins rougeâtre s'il

y a beaucoup de globules rouges sortis des vaisseaux.
A côté des points ramollis se trouvent des points
purulents. Le pus de l'ostéomyélite est roussâtre
au début, par la présence des globules rouges et con-
tient souvent, caractère sur lequel insiste Ollier, des
gouttelettes huileuses, provenant de la désintégration
des cellules graisseuses de la moelle et caractéristique
de son origine médullaire. Ce pus se présente sous
deux aspects : ou bien à l'état d'infiltration purulente
qui forme une véritable tache jaune verdâtre sur le
reste de l'os ayant conservé sa coloration rosée, ou bien
à l'état de collections plus ou moins importantes qui
peuvent se localiser en des points très différents. Elles
siègent parfois dans la moelle et tranchent nettement
par leur coloration jaune sur le reste du tissu médullaire qui est généralement d'une couleur rouge assez
vive. L'abcès peut se trouver en plein tissu osseux,
généralement au voisinage du cartilage de conjugaison,
là où l'inflammation a débuté et où sa marche a été le
plus rapide. Néanmoins, il n'en est pas toujours ainsi;
dans la [figure 2, qui représente une coupe longitudinale antéro-postérieure de la pièce recueillie sur le
malade de l'observation I, il y a plusieurs abcès intra-
osseux siégeant assez loin de ce cartilage. La collection
purulente peut enfin siéger sous le périoste décollé,
c'est alors l'abcès sous-périostique dont nous parlerons
plus loin. Enfin, il est un siège fréquent pour l'extrémité supérieure du cubitus, c'est au-dessous du cartilage d'encroûtement de la grande cavité sigmoïde. La
figure 2 montre ainsi un abcès volumineux ayant rongé
une grande partie de l'apophyse coronoïde et ayant

envahi l'articulation du coude par décollement, puis perforation du cartilage diarthrodial.

L'infiltration purulente, la formation des abcès dans l'intérieur ou à la périphérie de l'os, relèvent de la même cause, la raréfaction osseuse, qui constitue la lésion du tissu osseux à cette période de l'affection ; il n'y a qu'une différence d'intensité dans le processus de destruction. La paroi des abcès siègeant dans le corps de l'os est caractéristique et présente nettement le sceau de cette raréfaction osseuse ; en bien des points cette paroi est garnie de lamelles, formant stalactites à l'intérieur de la cavité, tandis qu'entre elles s'ouvrent des culs-de-sac s'enfonçant profondément dans le tissu environnant. L'abcès de la figure 2 qui a rongé l'apophyse coronoïde sur son coté externe présente un prolongement qui traverse le corps de l'os et va s'ouvrir sur le coté interne. A ce propos, nous ne saurions passer sous silence cette localisation fréquente des lésions du cubitus sur les cotés de l'apophyse coronoïde, aussi bien dans l'ostéomyélite que dans la tuberculose.

Au cubitus, à cause de sa situation à fleur de peau, l'abcès sous-périostique n'offre généralement pas des dimensions considérables ; au bout de très peu de temps la peau est envahie, elle devient adhérente et le pus se fait jour au dehors. Il arrive quelquefois, cependant, que cet abcès procède au cubitus comme pour les os profondément situés et que, fusant au loin entre le périoste et l'os, il décolle progressivement toute la diaphyse qui se trouve, au bout d'un certain temps, séparée des épiphyses et de la gaine périostique et formant un véritable séquestre. C'est aussi ce qui se produit dans cette variété d'ostéomyélite à laquelle Ollier a donné le nom de bipolaire. Au cubitus nous en avons trouvé quatre exemples dans nos observations (obs. II, VI, VII et VIII). Dans ces quatre cas l'infection s'est-elle faite d'une épiphyse à l'autre par la voie médullaire comme le veut Ollier, ou est-elle apparue simultanément aux deux extrémités comme Gangolphe l'a vu pour certains cas? Nous ne pouvons pas le dire très exactement. Pourtant, dans l'observation VI, la propagation de l'épiphyse inférieure à la supérieure par la voie médullaire paraît certaine, comme le prouve l'apparition successive d'abcès le long du trajet de la diaphyse. L'observation II pourrait être au contraire un cas en faveur de la théorie de Gangolphe, car en un seul jour l'avant-bras se tuméfie et devient douloureux, fait concordant bien avec l'infection simultanée des deux régions juxta-épiphysaires. Quant aux observations VII et VIII, l'accident étant bien antérieur à la date d'entrée à l'hôpital, il n'est rien noté de précis à ce sujet.

Dans l'ostéomyélite du cubitus, les complications articulaires se produisent par des mécanismes différents, suivant que c'est l'articulation du coude ou du poignet qui est envahie. Au coude, la diaphyse infectée étant en contact avec l'articulation, c'est presque immédiatement et directement que se fait la propagation. L'infiltration purulente ou le pus collecté qui se trouve au-dessous du cartilage diarthrodial l'use petit à petit ; celui-ci, aminci en un point, forme un godet qui se perfore bientôt et donne issue au pus dans l'articulation. Comme nous l'avons fait remarquer plus haut, c'est généralement au niveau de l'apophyse coronoïde ou à son union avec l'olécrâne que se trouve le foyer purulent.

A côté de ces arthrites purulentes, il existe des arthrites plastiques, ankylosantes par voisinage, qui ne suppurent pas. Dans l'observation I l'articulation ne contenait que des fongosités.

Au poignet, à cause des rapports éloignés de l'épiphyse avec l'articulation radio-carpienne, l'arthrite est rare. Nous ne la trouvons signalée que deux fois dans nos observations (IV et VIII). Dans l'observation IV il existait un foyer purulent au niveau de l'épiphyse inférieure et un autre dans le pyramidal ; ces deux foyers communiquaient. Il est facile de se rendre compte ici que la propagation s'est faite d'abord à l'épiphyse par destruction du cartilage conjugal et que, de là l'infection a envahi l'articulation radio-carpienne, probablement à la faveur d'une communication préexistante entre celle-ci et la radio-cubitale inférieure.

Quant à la propagation de l'infection à l'articulation par un abcès sous-périostique venu au contact d'un cul-de-sac synovial, comme cela a été signalé pour d'autres os par Gérard Marchant, cela ne se produit pas au cubitus. Au coude, la propagation se fait directement de la diaphyse à l'articulation et, au poignet, il n'existe pas de cul-de-sac important de la synoviale pouvant se trouver en contact avec un abcès sous-périostique, le cubitus n'ayant aucun rapport, avec l'articulation radio-carpienne.

Le travail de destruction ne se produit pas partout avec une intensité égale ; il en résulte la formation de séquestres par l'isolement de lamelles osseuses du reste de l'os. La grosseur de ces séquestres est très variable; il peuvent être très petits, comme il est indiqué dans l'observation VI, ou bien comprendre une grande partie de la diaphyse comme dans l'observation I où le séquestre mobile mesurait 8 centimètres et l'adhérent à peu près autant. Dans les observations II et VII, c'est toute la diaphyse qui s'est éliminée. Ces séquestres, découpés en clochers de cathédrale de style gothique, ont l'aspect homogène ; à la coupe, au lieu d'être pleins, ils sont friables et présentent des cavités remplies par du pus. Ollier les classe parmi les séquestres primitifs, c'est-à-dire dans lesquels la structure normale de l'os n'est pas modifiée, par opposition aux séquestres consécutifs de la tuberculose où la structure normale ne se retrouve plus à cause de la marche chronique de l'affection. Ils sont généralement libres sous le périoste, qui s'est garni à sa face interne d'une couche d'os nouveau et lui forme ainsi un étui plus ou moins épais. L'élimination spontanée de ces séquestres est fréquente quand ils sont petits (obs. V et VI) ; elle est beaucoup plus rare quand ils sont un peu volumineux. Notre observation VII cependant relate l'élimination spontanée d'un séquestre représentant toute la diaphyse du cubitus.

Dans nos observations nous ne voyons qu'une fois (obs. II) signalé un décollement épiphysaire. Dans ce cas, le cartilage de conjugaison avait totalement disparu par le fait de la suppuration.

Dans cette même observation II, nous voyons notée une fracture spontanée au tiers inférieur. Son trajet était oblique et ses bords finement dentelés donnaient de la crépitation. Ces fractures sont rares ; elles sont dues à une violence quelconque, traumatisme ou contraction musculaire, agissant sur l'os nécrosé et peu résistant. Lannelongue n'en a signalé que six exemples dans son livre sur l'ostéomyélite et toutes ces fractures siégeaient au fémur.

Parallèlement aux phénomènes de destruction, se produisent ceux de réparation par le retour des éléments médullaires et sous-périostiques à l'état embryonnaire, comme nous l'avons signalé dans la première phase de l'affection. C'est en général le périoste qui entre le premier en travail. Sa face interne se double d'un dépôt osseux grisâtre et grenu qui va prendre de la consistance et acquérir une résistance considérable parfois. Dans l'intérieur de l'os, le travail de réparation existe aussi ; autour des abcès, il se forme pour ainsi dire une coque osseuse, afin d'isoler le pus. La cavité médullaire peut se cloisonner, s'obstruer même en certains endroits. Toutes ces modifications sont nettement indiquées sur la figure 2 où l'os est en grande partie éburné à côté de cavités purulentes importantes.

L'os nouveau, né du périoste, se développe parfois avant que le travail de nécrose ne soit complet ; il en résulte que le séquestre, une fois formé, se trouve incarcéré comme une bille dans un grelot et ne peut sortir, s'il est trop considérable pour pouvoir s'éliminer spontanément par les orifices que l'écoulement purulent a maintenu dans cette gaine de nouvelle formation. Ces séquestres provoquent à la périphérie de l'os la production d'ostéophytes plus ou moins épais, générale-

ment assez irréguliers, avec des sillons et des canne-
lures. Il en résulte une barrière infranchissable à l'élimination spontanée des parties nécrosées et une suppuration interminable, nécessitant l'intervention du chirurgien. C'est ce qui s'était produit dans les observations
I et II. Dans cette dernière, les faces antérieures et
latérales du cubitus disparaissent sous les ostéophytes
et à la partie antérieure, au milieu de ces productions
exubérantes, on voit s'ouvrir un abcès volumineux,
qui fut probablement la cause de leur apparition.

CHAPITRE II

ÉTIOLOGIE

Il est un certain nombre de facteurs qui agissent d'une façon manifeste sur l'apparition de l'ostéomyélite; il n'en est pas qui ait plus d'influence que l'âge. L'ostéomyélite est une maladie de la période de croissance ; elle est rare à l'âge adulte. A cette période de la vie, les agents infectieux ne trouvent pas le terrain tout préparé que leur présente la région juxta-épiphysaire chez l'enfant, où l'irritation, causée par la croissance, se transforme avec tant de facilité en inflammation véritable. Nous avons vu au chapitre précédent combien est vascularisée cette zone où s'opère l'accroissement physiologique ; c'est donc une condition éminemment favorable au développement des microbes pyogènes, amenés par la circulation veineuse, quelle qu'en soit la porte d'entrée.

Dans les observations que nous avons pu recueillir, on note :

1 cas à l'âge de   6 semaines
1 —   —   2 ans
1 —   —   4 —
1 —   —   9 —
2 —   —   15 —

2 cas à l'âge de 16 ans
1 —   —   18 —
2 —   —   19 —
1 —   —   20 —

Enfin, dans notre observation XIII, l'époque où apparut l'ostéomyélite n'est pas indiquée d'une façon précise, le malade dit seulement qu'il était alors tout enfant. Nous voyons donc, en ajoutant ce cas aux précédents, qu'au-dessous de quinze ans, nous ne trouvons que 5 cas, tandis que nous en avons 8 entre quinze et vingt ans. C'est une petite particularité que nous devons relever dans l'étiologie de l'ostéomélyte du cubitus.

Lannelongue, dans sa statistique portant sur cent cas, note le maximum de fréquence entre dix et quinze ans. Haaga, qui fit une statistique imposante avec les cas de la clinique de Thubingen, indique un premier maximum à l'âge de treize ans et un autre moins élevé vers dix-sept ans.

Il y a, en effet, deux âges critiques bien caractérisés au point de vue du traumatisme chez l'enfant, surtout chez le garçon. C'est d'abord l'âge des jeux bruyants, lorsque l'enfant sent s'éveiller en lui un peu de force et de vigueur et cherche instinctivement à les développer. Un peu plus tard et particulièrement dans les milieux ruraux et ouvriers, vient l'âge de l'apprentissage où l'adolescent se trouve soumis à des travaux certainement pénibles et à un surmenage souvent peu en rapport avec la nourriture qu'il prend et le confort dont il jouit. Au premier maximum de Haaga correspond sur-

tout l'ostéomyélite des membres inférieurs en rapport
avec les chutes dans les jeux de l'enfance ; au second,
correspond une fréquence relativement plus grande de
l'ostéomyélite des membres supérieurs en rapport avec
les efforts nécessités par le travail manuel et les traumatismes qui en résultent.

L'ostéomyélite du cubitus n'atteint pas indistincte-
ment l'un et l'autre sexe. Dans nos observations, nous
retrouvons neuf hommes pour quatre femmes. Si le
sexe a une aussi grande importance dans l'étiologie de
l'ostéomyélite, il faut y voir non pas une prédisposition due au sexe lui-même, mais une confirmation de
l'influence du traumatisme. Les garçons ont toujours
eu la réputation, méritée d'ailleurs, d'être plus actifs,
plus turbulents dans leurs jeux que les filles. De là une
source plus fréquente de coups et de plaies qui peuvent être autant de portes d'entrée pour l'infection.
Plus tard, lorsque le jeune homme est entré en
apprentissage et fait son début dans un métier, il est,
par le fait d'un travail exigeant, en général, de la force,
plus exposé aux traumatismes que la jeune fille.

L'état général a, lui aussi, une certaine importance.
Il est certain que l'ostéomyélite du cubitus comme
toutes les infections, se développe plus facilement sur
des sujets vivant dans de mauvaises conditions hygié-
niques. Il ne faut pas, néanmoins, attacher à cet état
général, une importance exagérée et faire du tempéra-
ment l'unique ou presque unique facteur étiologique
de la maladie.

Autrefois, on avait tendance à rattacher l'ostéomyélite au rachitisme et à la scrofule, suivant l'expression

de l'époque, allant même jusqu'à dire que l'ostéomyélite ne se développait que sur des sujets délicats. Il
n'en est rien et même il est à noter combien dans nos
observations le passé pathologique des malades est peu
chargé, tant au point de vue héréditaire qu'au point de
vue personnel. Au sujet de la syphilis, nos observations sont absolument muettes et, en cela, nous
sommes en parfait accord avec les idées actuelles.

Quant au rhumatisme, à qui Schutzenberger et
l'école de Strasbourg avaient assigné une si grande
importance dans l'étiologie, on ne lui accorde plus
maintenant aucun rôle. La seule analogie qui existe
avec le rhumatisme réside dans l'intervention d'une
des causes qui préside à l'étiologie de celui-ci : l'action
du froid, sur laquelle nous reviendrons plus loin. Peut-
être même, si l'on a mis ainsi le rhumatisme à l'origine
de l'ostéomyélite, est-ce tout simplement parce que
l'on a méconnu la véritable nature des poussées d'ostéomyélite chronique ou subaiguë et qu'on a fait une
affection articulaire d'une lésion siégeant au voisinage
de l'articulation et retentissant forcémement plus ou
moins sur elle. Les observations I et IV nous montrent que cette erreur a été faite au début de l'affection et que les malades ont subi le traitement du rhumatisme.

Si donc l'état diathésique du sujet ne peut entrer
en ligne de compte comme facteur étiologique, il faut,
néanmoins, attacher une assez grande importance
à l'état de fatigue et de dépression de l'organisme, au
surmenage en un mot, mettant l'individu en état de
moindre résistance vis-à-vis de l'infection.

Dans notre observation I, on peut invoquer le surmenage physique et les fatigues toujours considérables
pour le soldat en manœuvres, et comprendre que cet
homme, qui n'avait jamais été malade, se soit momen-
tanément trouvé en état d'infériorité vis-à-vis de l'infection.

Il est une notion bien acquise maintenant dans
l'étiologie de l'ostéomyélite, c'est l'influence des traumatismes sur son apparition et sur la localisation au
point traumatisé des microbes pyogènes entrés dans
la circulation. Très souvent, en interrogeant bien à fond
le malade, on pourrait relever une chute, un traumatisme léger, auxquels celui-ci n'avait pas attaché d'importance et qu'il ne signale pas de lui-même, ce qui
explique pourquoi on trouve, en général, les observations si peu explicites à ce sujet. Dans l'observation IX
le malade accuse une chute sur l'avant-bras, dont il
n'aurait peut-être pas parlé, s'il n'avait été à ce niveau
porteur d'un furoncle, qui fut écorché et dont la cicatrisation fut très longue.

Ollier a fort bien expliqué le mode d'action du traumatisme dans les jeunes os par le fait de l'entorse juxta-
épiphysaire.

Chez les enfants les traumatismes n'agissent pas sur
les articulations dont les ligaments sont souples et supportent bien les mouvements forcés. Il n'en est pas de
même de la région juxta-epiphysaire où les trabécules
osseuses en voiede formation sont facilement écrasées,
décollées du périoste ou du cartilage. Il se forme là un
lieu de moindre résistance qui, avec sa vascularisation
abondante, en fait un milieu favorable ou développe-

ment des bacilles pyogènes, Lannelongue a montré
aussi qu'outre les tiraillements subis par la région
juxta-épiphysaire dans les mouvements passifs de l'articulation voisine, par le fait de la distension des ligaments, il faut tenir compte des traumatismes légers,
mais répétés que produisent les contractions musculaires sur cette même région juxta-épiphysaire. En
effet les tendons des muscles se prolongent à des dis-
tances relativement considérables de leur point d'insertion par des fibres conjonctives qui se confondent avec
le périoste, Lannelongue dans le surmenage physique,
explique par ces petits traumatismes répétés au niveau
des muscles fatigués, la localisation de l'ostéomyélite.

A l'extrémité supérieure du cubitus s'insèrent deux
puissants muscles : le brachial antérieur, en avant, sur
l'apophyse coronoïde et le triceps, en arrière sur l'olécrâne. Les contractions brusques ou répétées de ces
muscles peuvent amener des lésions osseuses à leur
point d'insertion. A part ces deux muscles, il n'y en a
pas d'autres qui puissent être assez forts pour avoir de
l'intérêt à ce point de vue. Il est possible que le soldat
de l'observation I ait vu se développer son ostéomyélite du cubitus sous l'influence des contractions musculaires du brachial antérieur dans l'action de maintenir
longtemps son fusil sur l'épaule. En effet, nous trouvons noté dans cette observation que la base de l'apophyse coronoïde était le siège d'un abcès volumineux,
et l'on peut penser que c'est en ce point qu'a débuté
l'affection.

Enfin, nous devons signaler que la fréquenee de
l'ostéomyélite du cubitus est peu en rapport avec la

situation toute sous-cutanée de cet os dans toute sa longueur et, par suite, très exposé aux traumatismes. Dans toutes les chutes lorsque, pour une cause quelconque, la main ne peut être portée en avant, c'est le coude ou l'avant-bras qui supportent le premier choc. L'olécrâne, étant donnée sa position à l'extrémité du coude, doit être fréquemment atteint par les traumamatismes de cette région. Lorsque c'est l'avant-bras qui supporte le coup, c'est le côté cubital qui est atteint à cause de la situation inférieure ou externe qu'il occupe dans la demi-pronation ou la pronation complète, mouvement naturel pour éviter un traumatisme.

Un autre fait sur lequel les auteurs ont particulièrement attiré l'attention dans l'étiologie de l'ostéomyélite, c'est l'action du froid. Par le fait de sa situation sous-cutanée que nous signalions plus haut, le cubitus, qui n'est pas protégé par des couches musculaires est plus que tout autre exposé à l'action du froid. Cette cause, tout en n'étant pas la plus importante, ajoute son action aux autres. Dans deux de nos observations (II et III), nous trouvons relevée cette action du froid. Dans le premier cas, le malade avait reçu la pluie pendant longtemps, dans le second cas, le sujet était tombé dans l'eau.

La recherche de la porte d'entrée de l'infection constitue encore une question intéressante. M. Ayala-Rios dans sa thèse a montré que la moindre écorchure, la moindre solution de continuité pouvait être le point de départ de l'infection ostéomyélitique. Dans quatre de nos observations on peut facilement saisir la porte d'entrée des microbes pyogènes. Dans les observations VI et XII, c'est pendant la convalescence d'une fièvre typhoïde qu'apparut l'ostéomyélite. Il est fâcheux que l'analyse bactériologique n'ait pas été faite dans ces deux cas, car il aurait été intéressant de voir si cette affection était due au bacille d'Eberth lui-même ou à une infection secondaire favorisée par l'affaiblissement et la débilitation dues à la maladie primitive. Dans l'observation IX, le malade était porteur d'un furoncle à la partie postérieure de l'avant-bras. Il est facile de comprendre que la propagation se soit faite de la peau à l'os par la circulation veineuse ; Kraske a pu, dans un cas analogue, saisir la présence du staphylocoque dans les veines au voisinage du furoncle. Enfin dans l'observation XI, où il s'agit d'un nouveau-né c'est par la cicatrice ombilicale en voie de suppuration que l'infection a dû se faire. La porte d'entrée des microbes a pu aussi dans ce cas siéger dans l'intestin, car l'observation relate des troubles du côté de cet organe. Chez cet enfant, il est intéressant de noter la distance qui existe entre la porte d'entrée de l'infection et le point de localisation des microbes pyogènes. Dans aucune de nos observations nous ne voyons signalée la bourse olécranienne comme point de départ de l'infection qui semble avoir toujours débuté par l'os.

Si l'on cherche dans les observations que nous avons recueillies, par quelle extrémité du cubitus, l'ostéomyélite a débuté, on s'aperçoit que sur douze cas, quatre fois le début s'est fait, par la région juxta-épiphysaire supérieure et huit fois par l'inférieure. Dans l'observation VII la localisation du début n'est pas signalée, La région juxta-épiphysaire inférieure du cubitus est, comme l'a montré Ollier dans ses travaux sur l'accroissement des os, la plus fertile. A cause de l'épaisseur plus considérable du cartilage de conjugaison au niveau de cette extrémité, de la vascularisation plus grande en rapport avec l'activité de cette région, les phénomènes inflammatoires y sont plus fréquents qu'à l'extrémité supérieure. C'est bien ce qu'a énoncé d'une façon précise Ollier en disant que « la prédisposition morbide, est, toutes choses égales d'ailleurs, en raison directe de l'activité de prolifération des éléments anatomiques ». Il est néanmoins un fait sur lequel on n'a peut-être pas assez insisté, c'est l'influence de la vascularisation plus grande de cette région sur le développement des microbes pyogènes, éminemment aérobies.

Enfin, en terminant ce chapitre, nous relevons dans nos observations que le cubitus gauche est atteint huit fois et le droit cinq fois. Nous ne pouvons dire quelle est la cause de cette localisation d'un côté plutôt que de l'autre. Peut-être est-ce dû simplement à ce que les traumatismes sont plus fréquents du côté gauche que du droit, à cause de la maladresse légendaire et véritable du bras gauche chez les droitiers.

CHAPITRE III

SYMPTOMATOLOGIE

L'ostéomyélite se manifeste au début par des symptômes prémonitoires, ou mieux par des symptômes généraux d'infection. Au cubitus il est rare qu'il en soit ainsi : l'affection débute en général par des manifestations locales. Dans aucune de nos observalions nous ne voyons notés de frisson, de céphalée, de vomissement, ou de diarrhée. Les phénomènes inflammatoires se manifestent primitivement au point de localisation de l'infection et la maladie surprend le sujet en pleine santé, sans cause appréciable, du côté de l'état général du moins. Ce qui le prouve bien, c'est que les malades n'entrent pas à l'hôpital au début de l'affection, mais seulement lors de l'apparition de la tuméfaction et plus souvent même lorsque l'abcès s'est formé, puis ouvert spontanément. Les malades, en bonne santé auparavant, n'attachent pas grande importance à la douleur qu'ils ressentent et ne jugent pas nécessaire d'entrer à l'hôpital pour si peu. Jamais dans nos observations nous ne voyons noté qu'on ait, au début de l'affection, pensé à une infection générale, comme la fièvre typhoïde ou la granulie, étant donnée l'absence de phénomènes généraux. A cause de l'importance des phénomènes locaux et du voisinage de l'articulation, s'il est fait une erreur de diagnostic, c'est plutôt avec l'arthrite rhumatismale du coude ou du poignet qu'il y aura confusion, comme le prouvent deux de nos observations (I et IV) où les malades furent traités par l'alcool camphré et le salicylate de méthyle.

Un autre fait à signaler, en rapport du reste avec ce manque de phénomènes généraux, c'est l'allure subaiguë, parfois chronique d'emblée, de l'ostéomyélite du cubitus. Jamais nous ne trouvons signalée ici cette hyperthermie considérable qui marque souvent le début de l'affection. La maladie évolue le plus souvent avec une température de 38 à 39 degrés sans généralement dépasser ce chiffre. Il n'y a pas d'observation publiée de forme foudroyante de l'ostéomyélite du cubitus, comme pour le tibia et le fémur par exemple, où la mort peut survenir sans qu'on trouve de lésions accentuées, ni de foyers purulents collectés. A quoi est due cette bénignité relative de l'ostéomyélite du cubitus, peu en rapport avec l'envahissement presque fatal de l'articulation du coude dans le cas de localisation à l'extrémité supérieure? Peut-être est-ce dû à une vascularisation moins intense, à un calibre inférieur des vaisseaux de l'avant-bras par rapport à ceux du membre inférieur.

La première manifestation de l'ostéomyélite au cubitus consiste dans l'apparition de la douleur au point envahi par l'inflammation. Cette douleur est rapportée le plus souvent par le malade à une cause, qui peut ne pas être étrangère à l'invasion de la maladie sans que les phénomènes douloureux en dépendent directement, tel un traumatisme antérieur, un accident quelconque. Dans d'autres cas le malade, ne se rappelant pas avoir reçu de coup ou ne pouvant d'une façon quelconque expliquer cette douleur qui le surprend brusquement en pleine santé, incrimine le rhumatisme à cause du voisinage de l'articulation et de l'absence de phénomènes généraux. D'une façon comme de l'autre, le malade n'attache pas grande importance à cette douleur et ce n'est que devant sa persistance et son augmentation ,ou plus souvent même à l'apparition du gonflement, qu'il se décide à consulter un médecin.

Au début la douleur apparaît au point précis qui est le siège de l'infection mais, au bout d'un temps relativement très court elle ne tarde pas à envahir tout l'avant-bras et même tout le membre parfois. Elle n'est pas d'abord très intense et , en général, le malade n'est pas obligé d'interrompre le premier jour son travail ou ses jeux. Le plus souvent, le lendemain et jours suivants elle augmente rapidement d'intensité jusqu'à devenir aussi intolérable que dans le rhumatisme articulaire aigu. Parfois, cette douleur fait à peu près défaut (obs. III) ; en général, au contraire, elle est excessivement vive et le moindre contact, le moindre frôlement suffisent à l'exaspérer. La plupart du temps le malade est obligé de porter son bras en écharpe pour éviter le plus possible les mouvements des articulations voisines, Le malade en arrive même à garder le lit; pour conserver une immobilité plus absolue et souffrir moins.

A ce moment apparaît généralement au point douloureux un gonflement dont les caractères et l'évolution forment les signes objectifs de l'affection. Il est à signaler d'abord que ce gonflement est précédé d'une exacerbation des douleurs et qu'en second lieu son apparition coïncide, sinon avec la cessation complète des phénomènes douloureux comme dans quelque cas, du moins avec leur atténuation très notable.

Ce gonflement débute sur l'os lui-même, mais ne tarde pas à envahir les parties molles environnantes.

Le cubitus étant sous-cutané dans toute sa hauteur, il est facile de saisir dès le début toute augmentation du volume de l'os ; mais pour les raisons énoncées plus haut, les malades ne venant pas à l'hôpital dès le début de l'affection, le gonflement limité uniquement à l'os ne se trouve pas signalé dans les observations. Quelle que soit l'extrémité par laquelle débute l'affection, c'est toujours à la partie postérieure, où le cubitus est le plus accessible à l'exploration, que se montrent les premiers symptômes.

Lorsque l'affection commence par la région juxta-épiphysaire supérieure, voici comment évoluent les phénomènes : c'est tout d'abord à la partie moyenne de l'olécrâne qu'apparaît le gonflement. Primitivement dur et uniforme, il reste peu de temps localisé à son point d'apparition et descend progressivement le long de la diaphyse, précédé par ce bourrelet décrit par Chassaignac, qui est un si bon signe du décollement périostique, à moins que celui-ci ne se fasse d'une façon trop rapide. Ce bourrelet n'est pas signalé dans les observations, parce que les malades sont examinés trop tard pour qu'il soit perçu. Les parties molles sont ensuite envahies par un œdème résistant, qui fusionne en un seul bloc muscles et os de la partie postérieure de l'avant-bras et rend l'exploration de cette région difficile C'est alors généralement que le malade se présente devant le médecin : à l'inspection, on constate que l'avant-bras est le plus souvent fléchi à angle droit sur le bras et en demi-pronation, position dans laquelle le malade a immobilisé son bras, à cause d'une capacité plus grande de l'articulation dans cette situation. La peau ne présente pas de changement de coloration, elle est seulement plus luisante qu'à l'état normal, comme dans toutes les lésions œdémateuses et présente un développement exagéré des veines superficielles. Elle est encore mobile, sauf sur l'olécrâne et la face postérieure du cubitus, et distendue par un gonflement assez régulier occupant le coude et la partie supérieure de l'avant-bras. La tuméfaction ne remonte pas en général bien haut sur le bras, néanmoins elle masque, à la face postérieure, les saillies osseuses de l'extrémité inférieure de l'humérus et fait disparaître en avant le pli du coude. La limite inférieure est très variable ; suivant la marche plus ou moins envahissante de l'affection, le gonflement descendra jusqu'à la partie moyenne ou inférieure de l'avant-bras, en diminuant progressivement de netteté. Le coude et la partie supérieure de l'avant-bras sont tuméfiés d'une façon uniforme et présentent une forme cylindrique à peu près régulière, néanmoins la partie interne de l'avant-bras à ce niveau est un peu plus volumineuse. Les gouttières péri-olécraniennes ont disparu.

Si c'est une ostéomyélite inférieure, c'est sur les faces postérieure et interne de l'extrémité inférieure

qu'apparaît tout d'abord le gonflement, avec les mêmes
caractères qu'à l'extrémité supérieure. La propagation
se fait vers le haut et, au bout d'un certain temps, les
parties molles voisines sont envahies. Le poignet ou
plutôt la région inférieure de l'avant-bras, juste au-
dessus du poignet, est le siège d'une tuméfaction notable. La peau présente à ce niveau les caractères décrits
plus haut. Quant aux limites du gonflement, elles sont
variables à la partie supérieure ; à la partie inférieure,
celui-ci s'arrête au niveau du poignet ou plutôt diminue considérablement à ce niveau, ce qui fait pressentir
à la simple inspection que l'articulation du poignet
doit être libre.

A la palpation, que ce soit une ostéomyélite supérieure ou inférieure du cubitus, on sent que celui-ci est
notablement épaissi, qu'il est élargi et que souvent il
est difficile de le délimiter des parties voisines, qui font
corps avec lui, par le fait de l'œdème dur et résistant,
faisant un seul bloc des os de l'avant-bras et des muscles qui les garnissent. Quelle que douloureuse que soit
la pression sur le cubitus, l'exploration en est nécessaire, car c'est elle qui fournira un des éléments les plus
importants du diagnostic, par la localisation du point
atteint. Il faut, dans cette investigation, aller des parties saines vers les parties malades et palper le cubitus
en allant de l'extrémité saine vers celle qui est le siège
de l'affection. La douleur, nulle au début, apparaîtra
faible d'abord pour augmenter au fur et à mesure que
l'on s'approchera de la lésion et devenir intolérable à
ce niveau. Ce point correspond à la région juxta-épiphysaire de Gamet où l'affection a débuté. A la partie

supérieure du cubitus il faudra chercher, par la palpation, s'il n'existe pas de lésion articulaire qui, d'après l'anatomie du cubitus, y est forcément très précoce. Le plus souvent on sent de la fluctuation sur les côtés de l'olécrâne, indice de cette complication.

Dans la recherche des symptômes fonctionnels, on constate qu'avec une ostéomyélite supérieure, les mouvements ont totalement disparu dans l'articulation du coude, ce qui est en parfait accord avec ce que nous apprend l'anatomie pathologique ; l'envahissement de l'articulation étant, pour ainsi dire, fatal.

Au poignet, les mouvements de pronation et de supination ont toujours disparu, parce que, comme nous l'avons montré dans le chapitre premier, la région juxta-épiphysaire est en rapport avec l'articulation radio-cubitale inférieure. Au contraire, les mouvements de flexion et d'extension du poignet persistent en grande partie, tout en étant toujours un peu limités, et cela plutôt par le fait du gonflement que par un envahissement de l'articulation qui n'a existé qu'une fois sur huit cas dans nos observations. Il faut toujours procéder avec une grande douceur à cette recherche des mouvements, car elle est horriblement douloureuse pour les malades, lorsque l'articulation est atteinte. On avait même voulu faire de ce caractère douloureux, de cette sensation « de fracture sans fracture » ressentie par le malade, un symptôme propre à l'ostéomyélite. Cette douleur n'est pas le fait de l'infection médullaire, mais bien de l'envahissement articulaire : elle se retrouve au coude, pas au poignet.

Au bout d'un certain temps après le gonflement,

apparaît l'abcès sous-périostique. L'époque à laquelle
la suppuration se produit est variable avec les sujets ;
il n'y a pas de règle fixe. A cause de la situation sous-
cutanée du cubitus à sa face postérieure, l'abcès sous-
périostique est beaucoup plus facile à reconnaître et
reconnu beaucoup plus tôt que s'il s'agissait du fémur ou
d'un autre os, profondément situé. Ici, il est inutile de
recourir aux manœuvres, un peu compliquées, que
recommande Chassaignac pour la recherche de la fluctuation. L'abcès apparaît à la partie moyenne de la
tuméfaction et la fluctuation est aussi facile à sentir que
dans n'importe quelle autre collection sous-cutanée.
La peau, au point fluctuant, prend une coloration
rouge, qui peut, à ce moment, s'étendre à tout l'avant-
bras. La collection purulente apparaît généralement
à l'endroit qui était le plus douloureux à la palpation,
c'est-à-dire au niveau de la région juxta-épiphysaire et
à la face postérieure du cubitus, puisque c'est le côté
où la collection n'est pas bridée par les masses musculaires. Au bout d'un certain temps, cet abcès s'ouvre
spontanément, si le chirurgien n'est pas intervenu. Il en
sort du pus crémeux, parfois un peu roussâtre, et conte-
nant des gouttelettes huileuses, Dans le fond de la plaie,
l'os apparaît lisse et dénudé. Dans quelques cas heu-
reux, mais c'est l'infime minorité, après l'ouverture de
l'abcès, la guérison s'opère complètement, et le malade
ne garde de l'affection qu'une cicatrice plus ou moins
adhérente.

Le plus souvent, au contraire, la cicatrisation ne se
fait qu'incomplètement et il persiste une petite fistule
qui présente des caractères particuliers : elle est dépri-

mée, adhérente, ses bords ne sont pas béants, fongueux et décollés comme dans la tuberculose. Elle donne du pus d'une façon continue, mais la pression des parties voisines ne peut faire sortir ni pus, ni fongosités. On assiste alors progressivement à l'envahissement de la diaphyse qui s'épaissit et se couvre d'ostéophytes, pour ainsi dire, sous le doigt. L'exploration de la fistule par le stylet fait tomber sur un os dénudé, sur des séquestres mobiles parfois, que l'on peut reconnaître à l'aide de deux stylets, dont l'un communique son mouvement à l'autre par l'intermédiaire du séquestre. Bientôt apparaissent de nouveaux abcès qui s'ouvrent au dehors, et la suppuration se poursuit indéfiniment si le chirurgien n'intervient pas largement pour enlever les séquestres, ou, si la nature elle-même ne se charge pas de les éliminer lorsqu'ils sont de petite taille.

Parfois les abcès ne viennent pas se faire jour au dehors, mais restent à l'intérieur de la cavité médullaire et se manifestent alors par des exacerbations nocturnes, caractère clinique des abcès des os. Celles-ci ne sont pas d'origine syphilitique, comme l'a montré Chassaignac, mais sont inhérentes à l'inflammation du tissu osseux. Elle sonts dues à la poussée fébrile du soir et à l'afflux sanguin plus considérable qui en résulte.

D'après Gosselin, l'ostéomyélite se présente sous cinq formes cliniques ; voyons, en terminant ce chapitre, quelles sont celles que peut revêtir l'ostéomyélite du cubitus :

1° *Ostéomyélite sans abcès ni nécrose :* notre observation XII en montre un cas, où l'infection straphylococcienne n'a pas produit la suppuration, et ne s'est manifestée que par de la douleur et de la tuméfaction. C'était un foyer secondaire.

2° *Ostéomyélite uniquement sous-périostée :* nous n'en avons pas d'exemples dans nos observations.

3° *Ostéomyélite séquestrante :* c'est à cette variété qu'il faut rattacher la plupart des cas.

4° *Ostéomyélite dia-épiphysaire* et 5° *ostéomyélite avec décollement épiphysaire :* ces deux formes cliniques tirent leur gravité de l'envahissement de l'articulation voisine. Au cubitus, un certain nombre d'ostéomyélites peuvent présenter cette forme. Ainsi, dans l'observation IV, il y a eu envahissement de l'articulation du poignet après destruction du cartilage conjugal. D'un autre côté, toutes les ostéomyélites de l'extrémité supérieure du cubitus peuvent, par le fait de l'arthrite du coude concomitante, entrer dans ce groupe, quoique l'infection n'ait pas, dans ce cas, à décoller, ni à détruire le cartilage conjugal.

6° A ces formes cliniques de Gosselin, nous ajouterons l'*ostéomyélite bipolaire d'Ollier*, dont nous avons quatre exemples dans nos observations (II, VI, VII, VIII).

CHAPITRE IV

DIAGNOSTIC

L'ostéomyélite du cubitus a certainement fait faire moins d'erreurs de diagnostic que les autres localisations de cette affection. En effet, c'est principalement au début de la maladie que la confusion est possible. A cette époque les symptômes locaux n'ont rien de caractéristique, à peine de la douleur et du gonflement. Qu'est-ce que cela à côté de l'intensité des phénomènes généraux dans certains cas ? En outre, le plus souvent cette douleur, ce gonflement même, lorsqu'il n'est pas très marqué, peuvent passer inaperçus en présence d'un malade plus ou moins obnubilé, qui ne sait ou ne peut appeler l'attention du chirurgien sur eux. Il n'est en général rien de tout cela pour l'ostéomyélite du cubitus et l'erreur ne se fera pas avec la fièvre typhoïde, ni la méningite et nous n'insisterons pas sur le diagnostic différentiel de ces affections, avec lesquelles l'ostéomyélite du cubitus ne présente rien de commun par l'absence de phénomènes généraux.

Nous n'insisterons pas non plus sur le diagnostic différentiel de la fièvre de croissance décrite par Bouilly. Elle est caractérisée par une fièvre légère avec accroissement rapide de la taille, sans tendance à la suppuration ; enfin, caractère essentiel, la douleur existe au niveau de toutes les épiphyses, ce qui fera faire le diagnostic.

L'existence d'un traumatisme antérieur pourrait faire croire à une simple contusion ou à une fracture sous-périostée, dans une chute sur le coude ou l'avant-bras par exemple. Il faut se rappeler combien les traumatismes sont fréquents à l'origine de l'ostéomyélite, ou bien rechercher les symptômes et surveiller la marche de l'affection.

Une erreur plus fréquente et plus facile à faire est la confusion de l'ostéomyélite à la période de gonflement avec le rhumatisme articulaire aigu ; il existe néanmoins un certain nombre de signes qui permettent de les différencier. Tout d'abord, dans le rhumatisme articulaire aigu les manifestations infectieuses sont généralement polyarticulaires, il est vrai que l'ostéomyélite peut aussi présenter plusieurs foyers, mais c'est une rareté. A l'inspection, la région malade présente une coloration rouge nettement inflammatoire, qui est toute différente de l'aspect luisant de la peau avec développement de la circulation veineuse dans l'ostéomyélite. Le gonflement, dans le rhumatisme, siège dans l'articulation elle-même qui est distendue par une hydarthrose, dessinant en général nettement la forme des culs-de-sac, à la partie postérieure du coude de chaque côté de l'olécrâne. Au poignet, l'inspection n'indique rien, car l'articulation ne présente pas de culs-de-sac assez importants pour présenter un aspect caractéristique. Dans l'ostéomyélite le gonflement siège principalement au voisinage de l'articulation. Il s'étend

assez loin sur l'avant-bras, mais ne remonte pas sur le
bras en haut et, en bas, n'envahit que peu le poignet.
La palpation révèle un signe d'une haute importance
et qui, à lui seul, suffit pour affirmer le diagnostic :
c'est le siège de la douleur non pas au niveau de l'interligne articulaire, mais sur le cubitus et principalement à la région juxta-épiphysaire. Un autre caractère
est la consistance ligneuse de la tuméfaction, caractère
qui paraît toujours exister dans l'ostéomyélite du cubitus. L'étude des symptômes fonctionnels peut aussi
servir à poser le diagnostic : dans l'ostéomyélite de
l'extrémité inférieure du cubitus, les mouvements de
flexion et d'extension du poignet sont conservés pour
des raisons que nous avons développées plus haut ; la
confusion avec l'arthrite rhumatismale du poignet n'est
donc pas possible. Un autre caractère permet de différencier l'ostéomyélite du rhumatisme, c'est la forme
de la courbe de température qui, dans ce dernier cas
évolue généralement au-dessus de 39 degrés. Enfin un
dernier caractère, très important, est tiré de l'influence du salicylate de soude ou de l'antipyrine sur
l'affection.

L'ostéomyélite du cubitus ne sera pas confondue avec
la tumeur blanche du coude ou du poignet. Tout
d'abord, les anamnestiques pourront faire connaître
dans le cas d'ostéomyélite un traumatisme ou une porte
d'entrée quelconque qui n'existeront pas dans le cas de
tuberculose. L'aspect du malade est bien différent : la
douleur est extrême dans l'ostéomyélite ; elle se produit spontanément et dans les mouvements de l'articulation ; la tumeur blanche est une affection torpide au

contraire. Le gonflement dans l'ostéomyélite présente les caractères décrits dans le paragraphe précédent ; dans la tumeur blanche le gonflement reproduit les formes de la synoviale distendue par les fongosités. Le siège de la douleur n'est pas le même : dans la tuberculose qui se localise principalement aux épiphyses, la douleur n'existera qu'au voisinage de l'interligne articulaire et ne se propagera jamais aussi loin sur la diaphyse du cubitus que dans l'ostéomyélite. En outre, la lésion ne restera pas localisée au cubitus et envahira en général les extrémités du radius et de l'humérus où l'on trouvera d'autres points douloureux. S'il existe des fistules, leur siège au niveau d ela partie moyenne de l'avant-bras fera tout de suite songer à l'ostéomyélite. Si elles siègent au voisinage de l'articulation leurs caractères pourront encore aider au diagnostic : les fistules adhérentes et déprimées dans l'ostéomyélite‘ seront béantes, fongueuses et décollées dans le cas de tuberculose. L'élimination de séquestres aussi dans certains cas suffiront pour faire diagnostiquer l'ostéomyélite. L'examen complet du malade pourra aussi faire découvrir de la tuberculose viscérale, ce qui aura son importance. Enfin, on pourra avoir recours, en dernier ressort, au séro-diagnostic tuberculeux.

Dans certains cas le diagnostic pourra être assez difficile à faire entre l'ostéomyélite larvée sans suppuration et l'ostéomyélite gommeuse syphilitique. Néanmoins les antécédents du malade et la localisation de l'affection plutôt à la diaphyse qu'aux régions juxta-épiphysaires appelleront l'attention de ce côté. Le traitement spécifique lèvera seul les doutes.

En dehors des ostéomyélites véritables qui sont fonction de la fièvre typhoïde et autres infections, il arrive souvent que dans ces maladies on rencontre des manifestations articulaires qui présenteront tous les caractères des arthrites purulentes du coude ou du poignet et ne seront pas confondues avec l'ostéomyélite du cubitus.

En dernier lieu, il est un diagnostic qu'il est important de porter, car il conduit à une intervention précoce et radicale : c'est la dégénérescence épithéliomateuse d'une ostéomyélite de vieille date. L'apect bourgeonnant, sanieux, facilement saignant des orifices fistuleux, si différents de leurs caractères normaux est tout d'abord un bon signe différentiel. L'attention est forcément attirée sur un autre caractère de ces sortes de néoplasmes; c'est leur fétidité particulière, que ni lavages, ni antiseptiques ne font disparaître complètement. Enfin, l'examen au microscope d'un fragment du tissu douteux affirmera le diagnostic d'une façon certaine.

CHAPITRE V

PRONOSTIC

Il est difficile de formuler d'une façon générale le pronostic de l'ostéomyélite du cubitus en se basant sur un aussi petit nombre d'observations que celui dont nous disposons; nous ne ferons donc qu'en donner un bref aperçu.

Le pronostic ne dépend pas ici de l'intensité des phénomènes généraux, puisque nous avons vu qu'au cubitus l'ostéomyélite prend une allure subaiguë. Il n'y a pas de ces formes graves, foudroyantes où le malade est enlevé, malgré un traitement énergique et précoce, par la septicémie staphylococcienne. Le pronostic dépend donc ici presque uniquement du traitement que nous exposerons au chapitre suivant. Il dépend aussi dans une certaine mesure de l'âge et de l'état général du sujet.

Le pronostic *quoad vitam* ne paraît pas être grave. En effet, sur treize observations nous n'avons qu'un cas de mort, bien que quelques-uns des malades n'aient subi aucun traitement (obs. VII, VIII et XIII). Le seul cas de mort (obs. XII.) se rapporte à un enfant de six semaines; on ne peut donc pas en tirer de conclusions, à cause du peu de résistance de l'organisme à cet âge.

Le pronostic fonctionnel reste au contraire toujours grave, car si l'ostéomyélite atteint l'extrémité supérieure du cubitus, nous avons montré qu'il en résultait presque forcément une arthrite du coude, avec toutes ses conséquences. Si le sujet a atteint l'âge de vingt ans, la régénération osseuse peut ne pas être parfaite et les résultats être loin de valoir ceux des observations I et X.

Si l'ostéomyélite a atteint l'extrémité inférieure, une fois l'affection guérie, il y a lieu de se préoccuper de la façon dont se fera l'accroissement du cubitus. Nous avons dit que c'est cette région juxta-épiphysaire inférieure qui est la plus fertile ; il en résulte que, si le sujet est très jeune, l'accroissement se fera d'une façon inégale sur les deux os de l'avant-bras (obs. XIII). De là résultera, une déformation qui n'ira qu'en s'accentuant avec l'âge et amènera, à un moment donné, une impotence fonctionnelle plus ou moins absolue.

Enfin, dans d'autres cas, la suppuration ayant été très intense ou la résection diaphysaire trop précoce, la régénération osseuse ne se fait que très imparfaitement et parfois même pas du tout. Il en résulte des troubles fonctionnels très considérables et très graves, même parfois une impossibilité absolue de se servir de la main correspondante (obs. VII).

CHAPITRE VI

TRAITEMENT

L'ostéomyélite étant, comme l'a dit Pasteur, le furoncle de la moelle, il est logique de faire sur l'os ce que l'on fait sur la peau et de donner issue au pus, dès qu'il est collecté. Il est d'autant plus nécessaire de le faire, que la structure de l'os est un obstacle à sa libre évacuation. La raréfaction osseuse, qui amène au bout d'un certain temps son issue au dehors, par ce que Chassaignac appelait une trépanation spontanée, a une marche trop lente et trop incertaine pour qu'on puisse se confier à elle, le malade étant pendant tout ce temps-là sous la menace d'une septicémie.

Quel que soit le siège de l'affection, que l'on se trouve en présence d'une ostéomyélite supérieure ou inférieure du cubitus « la première indication à remplir, c'est de débrider largement le périoste, pour faire cesser la douleur avant la formation du pus, ou l'évacuer si la suppuration est déjà établie », comme l'a montré Ollier. Une fois le pus évacué et l'abcès sous-périostique bien nettoyé, devra-t-on s'en tenir là ? Tout d'abord, si l'on voit sourdre du pus à l'union du cartilage et de la diaphyse, il n'y a pas d'hésitation possible, il faut aller plus loin et chercher le pus là où il se trouve.

Si, au contraire, l'os paraît sain, faut-il s'en fier aux apparences et limiter là l'intervention ? Sans doute, on a vu guérir un certain nombre de cas avec un simple drainage au point déclive, mais à côté de cela, combien de récidives sont à enregistrer. Il est préférable de suivre la méthode préconisée par Lannelongue et Ollier et de toujours trépaner d'une façon hâtive. « Avec des pansements antiseptiques, l'ouverture du canal médullaire n'a plus les dangers qu'elle avait autrefois ; ces trépanations n'amènent pas la nécrose, elles sont le meilleur moyen de la prévenir ». (Ollier.)

Lorsque le décollement se sera étendu à une grande partie de la diaphyse, il ne faut pas se contenter de trépaner en un seul endroit, mais appliquer plusieurs couronnes de trépan et permettre ainsi l'évacuation plus facile du foyer purulent. On a même préconisé à l'étranger, dans ces cas, l'évidement médullaire. Ollier a bien montré que, si cette pratique n'a pas d'importance chez l'enfant, il n'en est pas de même chez l'adolescent où la moelle commence à se charger de graisse. Il peut alors se produire des embolies graisseuses, d'autant plus graves qu'elles n'agissent pas comme obstacle mécanique à la circulation pulmonaire, mais transportent au poumon les germes infectieux et produisent des noyaux de broncho-pneumonie.

Si, lorsqu'on examine le malade pour la première fois, on se trouve en présence d'un décollement assez considérable, l'ablation d'un segment osseux assure la disparition absolue de la suppuration. Mais Ollier insiste sur ce fait que l'on ne peut prévoir, dès le début, quelle sera l'étendue de la nécrose et qu'à cause de cela il ne faut pas se hâter d'intervenir d'une façon radicale. Il faut d'abord chercher à détruire l'agent infectieux dans la profondeur de la moelle par des trépanations multiples et de la désinfection, et donner à la nature le temps de vous indiquer l'intervention que l'on devra faire par la marche de l'affection.

Dans certains cas, la dénudation du cubitus sera circulaire et complète (obs. II), l'os nage, pour ainsi dire, dans le pus et sa nécrose est fatale, sinon complète déjà ; la seule intervention possible sera la résection de la diaphyse dans sa totalité. A l'avant-bras, cette opération a moins de gravité qu'au membre inférieur ; d'autant moins, qu'en admettant même que la régénération ne soit pas parfaite, le radius sera toujours là pour former attelle et donner une certaine solidité. Dans aucun cas de ce genre, tant que le pus n'a pas franchi la gaine périostique pour envoyer au loin des fusées purulentes dans les parties molles, l'amputation n'est nécessaire, comme le voulait Chassaignac. Ollier l'avait montré, même avant l'usage des antiseptiques.

Tout ce que nous venons de dire n'est que le résumé de ce qui a été écrit par Ollier, Lannelongue et leurs élèves sur le traitement de l'ostéomyélite en général. Au cubitus, le traitement présente cependant quelques particularités sur lesquelles nous allons maintenant insister à propos des lésions articulaires.

Si le malade présente une ostéomyélite inférieure du cubitus, le traitement sera celui que nous venons d'exposer ci-dessus, sans se préoccuper de la propagation à l'articulation radio-carpienne, qui n'est qu'exceptionnelle comme nous l'avons montré. Lorsque par hasard (obs. IV) cette articulation sera prise, c'est à l'arthrotomie qu'il faudra avoir recours à cause de l'éloignement du foyer primitif.

Si l'on se trouve en présence d'une ostéomyélite supérieure au début, dans laquelle l'articulalion du coude n'est pas encore envahie, il ne faut pas se contenter de trépaner l'os et de faire évacuer le pus. Etant donné la localisation fréquente des lésions à l'apophyse coronoïde et sur les faces latérales de celle-ci, il faut que le chirurgien porte son attention de ce côté et ne se contente pas d'examiner la face postérieure du cubitus par laquelle il vient de l'aborder. Dans l'observation IX nous voyons qu'il existait un foyer distinct du foyer postérieur et qu'il envahit bientôt l'articulation ; une nouvelle opération fut nécessaire. C'est ce qui serait arrivé dans l'observation I, si le chirurgien n'était pas remonté avec la rugine sur la face antérieure du cubitus pour s'assurer de l'état de l'os ; l'abcès coronoïdien, qui ne se manifestait par aucun symptôme, serait passé inaperçu et une seconde intervention aurait été obligatoire ; l'état de l'os (fig. 2) le montre suffisamment.

Lorsque l'articulation est envahie, ce n'est pas à l'arthrotomie qu'il faudra recourir, mais à l'ablation de la partie supérieure du cubitus, parfois même à la résection du coude (Ollier obs. X). Les lésions importantes de l'apophyse coronoïde, dans ces cas, en un point difficilement abordable aux agents antiseptiques, nécessitent une intervention plus radicale que le drainage ; nous ne saurions trop insister sur ce point. Car, pour se servir des expressions d'Ollier : « La résection, en supprimant le foyer infectieux, est bien souvent le seul moyen efficace d'assurer l'évacuation du pus ; elle constitue la plus haute expression du drainage. »

Après une période de guérison apparente, la suppuration, la douleur et un peu de fièvre réapparaissent fréquemment. L'intervention du chirurgien est toujours nécessaire, les orifices de la gaine périostique étant presque toujours insuffisants pour permettre la sortie spontanée des séquestres. La recherche de ceux-ci se fera par une tranchée taillée au ciseau dans l'os nouveau garnissant la face interne du périoste. L'évidement à la gouge et le nettoyage de la cavité qui contenait le séquestre une fois faits, il n'y a pas à s'occuper des ostéophytes recouvrant le corps de l'os à ce niveau ; le séquestre enlevé, ils diminueront et l'os reprendra ses formes, tout en restant un peu épaissi.

OBSERVATIONS

OBSERVATION I (inédite).

(Due à l'obligeance de M. le médecin-major Ruotte,
répétiteur à l'École du Service de Santé militaire.)

L..., (Antonin), vingt ans, soldat au 134ᵉ de ligne.
Pas d'antécédents personnels, ni héréditaires.

Le 22 septembre 1900, dernier jour des manœuvres, le malade ressent une grande fatigue dans le bras droit. Le 23, douleurs spontanées très fortes dans l'avant-bras et le bras, rendant impossibles les mouvements de l'articulation du coude. A la pression pas de douleurs; pas de gonflement. Ces douleurs persistent pendant cinq à six jours ; la température est de 38 degrés. Frictions à l'alcool camphré, puis au salicylate de méthyle. La fièvre devenant plus forte, le malade est envoyé à l'hôpital de Dijon le 30 septembre.

Au bout d'une quinzaine de jours apparaît du gonflement au niveau du coude. A ce moment plus de douleurs spontanées ; les mouvements seuls en réveillent au niveau de l'articulation du coude. Le gonflement gagne l'avant-bras, le poignet et la main, pour disparaître au bout d'une dizaine de jour au poignet et à la main. Le 4 janvier 1901 le malade est évacué sur l'hôpital militaire Desgenettes.

A l'inspection, l'avant-bras en demi-pronation est fléchi à angle droit, sur le bras. L'avant-bras et le coude sont le siège d'un gonflement qui ne remonte pas au bras, dont les muscles sont un peu atrophiés. Légère desquamation cutanée due aux applications médicamenteuses ; pas de fistules. Au niveau du

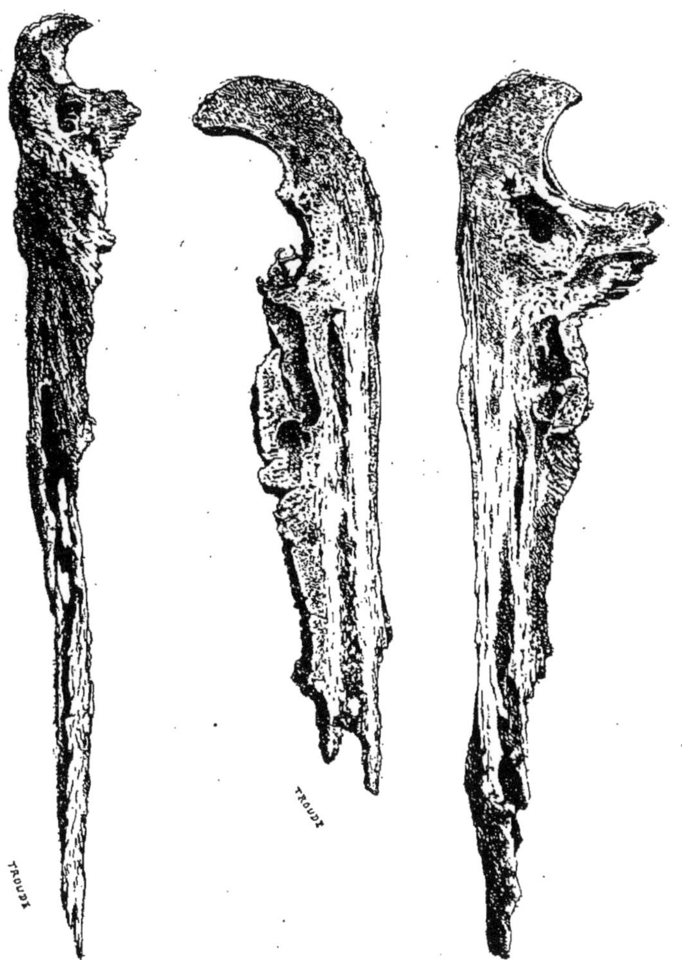

Fig. 1.   Fig. 2.

coude les mouvements spontanés de flexion et d'extension sont très limités. Ceux de pronation et de supination sont abolis. Les mouvements sont conservés au poignet et aux doigts.

A la palpation générale, perception d'un gonflement dur, occupant tout l'avant-bras ; pas de différence de température sensible avec le côté sain ; pas de douleur provoquée par l'exploration.

A la palpation détaillée la tuméfaction s'étend à la partie inférieure jusqu'à deux travers de doigts de l'articulation du poignet. A la partie supérieure elle remonte jusqu'au sommet de l'olécrâne et un peu sur le côté externe du bras. En dedans, elle a pour limite le bord interne du cubitus et, en dehors, elle arrive jusqu'au radius.

Ce gonflement a une consistance ligneuse, uniforme, sans points fluctuants, fusionnant en un seul bloc compact muscles et os de la partie postérieure de l'avant-bras. La peau a conservé encore un peu de mobilité.

L'extrémité inférieure du cubitus est normale. Lorsqu'on suit sa face postérieure on la sent notablement augmentée de volume, tout en pouvant difficilement déterminer cette augmentation à cause du gonflement. L'extrémité inférieure du radius est normale, on peut facilement suivre sa face antérieure qui est libre. La face postérieure est difficile à examiner, étant enfouie dans la tuméfaction.

A l'examen du coude, on constate en arrière que l'épicondyle est facile à percevoir et présente un point douloureux à sa face postérieure. L'épitrochlée est normale ainsi que le bord interne de l'humérus. L'olécrâne est notablement épaissi et très douloureux à la pression au-dessous de l'insertion tendineuse. Le gonflement remonte à deux travers de doigt sur le bras. La gouttière olécranienne interne est normalement accusée, l'externe est presque disparue ; on perçoit de la fluctuation et on éveillede la douleur à la palpation. En avant, l'apophyse coronoïde paraît augmentée de volume.

Pas de ganglions dans l'aisselle. La sensibilité cutanée est normale. Pas de troubles trophiques.

Opération le 16 janvier 1901, — Incision de la peau sur la face postérieure du cubitus, puis du périoste doublé d'une couche d'os nouvellement formé. Le périoste n'est pas adhérent à la partie inférieure et on peut extraire un séquestre mobile de 8 centimètres de long, représentant la portion inférieure de la diaphyse. A la partie supérieure il est adhérent et la décortication en est impossible. Après avoir ruginé on tombe sur la partie toute supérieur du cubitus qui est considérablement élargie et recouverte d'ostéophytes. En remontant plus haut pour sectionner l'os, on trouve au niveau de la base de l'olécrâne un abcès, plus gros qu'une noisette, siégeant sur la partie externe de l'extrémité supérieure du cubitus. De plus, l'olécrâne est dénudé, le cartilage articulaire est décollé et l'articulation envahie par des fongosités. On ne trouve pas de pus. Il y a un petit foyer fougeux au niveau de l'humérus. La résection totale de l'extrémité supérieur du cubitus est faite.

Sur une coupe longitudinale antéro-postérieure de l'extrémité supérieure du cubitus qui vient d'être enlevée, on remarque, au niveau de la base de l'apophyse coronoïde, l'abcès dont il a été question plus haut. Communiquant largement avec l'extérieur par un orifice situé sur le côté externe, il envoie un prolongement qui va s'ouvrir sur la partie antéro-interne de l'apophyse coronoïde. Un autre abcès, large d'un demi-centimètre et long de 2, se trouve au-dessous du périoste à la face antérieure de l'os; il communique avec l'extérieur par plusieurs orifices; un autre abcès occupe le centre de la diaphyse. A part le pourtour de ces abcès, où il y a de l'infiltration purulente, tout l'os est éburné et très dur. Il est recouvert d'ostéophytes surtout au niveau de l'apophyse coronoïde et au-dessous.

3o juillet 1901 — Le malade se plaint d'un point douloureux sur le côté externe du coude. Au niveau de l'union de l'épicondyle avec la diaphyse humérale se trouve une petite saillie violacée fluctuante de la grosseur d'une noisette. Sous anesthésie, incision verticale de 5 centimètres sur le bord externe du cubitus, à partir et au-dessus de l'épicondyle. La curette enlève quelques fongosités, pas de séquestres.

Actuellement le malade, qui a été électrisé depuis le mois de juillet, peut mettre le bras dans l'extension presque complète. La flexion peut se faire facilement jusqu'à l'angle droit. La pronation et la supination sont extrêmement limitées.

OBSERVATION II

(Publiée par Curtillet, interne du service de
M. le professeur Poncet. *Province médicale*, 9 novembre 1889)

*Ostéomyélite juxta-épiphysaire bipolaire. — Nécrose
diaphysaire totale du cubitus.*

D... J.-B., vingt ans, cultivateur né à Chazay-sur-Ain, entre le 30 septembre 1889.

Parents bien portants. Trois frères et une sœur en bonne santé. Un frère mort à huit ans d'une affection du genou, probablement tuberculeuse.

Personnellement, pas d'antécédents ; apparence vigoureuse ; pas de syphilis, tuberculose, ni rhumatisme.

Il y a huit mois, sans cause appréciable, peut-être après avoir reçu la pluie, douleur légère le matin au niveau de l'extrémité inférieure du cubitus droit. Le soir, la douleur est devenue intolérable et l'avant-bras est rouge et tuméfié. L'articulation radio-carpienne est libre, Pendant trois semaines, le malade souffre beaucoup et la tuméfaction remonte au-dessus du coude. Au bout de trois semaines, ouverture spontanée au-dessus de l'extrémité inférieure du cubitus. Grand soulagement pour le malade. Les jours suivants, il se met à tousser ; apparition de quelques filets de sang dans les crachats ; gêne de la respiration sans point de côté net.

Au bout de huit jours, violente douleur dans la tête qui dura deux mois. Le moindre mouvement, la moindre secousse exaspèrent cette douleur. Délire le soir, pas de convulsions, pas de paralysies. La douleur siège à la région occipitale et du côté gauche de la tête jusque dans la fosse temporale.

La douleur a cessé maintenant au repos. Dans les mouvements provoqués de la tête, le malade ressent une douleur entre les deux lignes courbes occipitales. Aucune douleur par la pression en ce point, qui n'a jamais été le siège d'une tuméfaction. Rien du côté des vertèbres cervicales.

Actuellement, avant-bras volumineux, cylindroïde; bras notablement atrophié. Mouvements de flexion et d'extension de l'avant-bras sur le bras peu gênés. Extension complète impossible. Les culs-de-sac péri-olécraniens sont tuméfiés. Le poignet a conservé une grande partie de sa mobilité. Adduction de la main très limitée.

Quatre fistules s'ouvrent sur le bord cubital de l'avant-bras. A l'exploration de ces fistules par le stylet, on tombe sur un os dénudé. Tous les jours il sort du pus en quantité considérable. Douleur très vive à la pression. A la palpation, on sent le cubitus volumineux, irrégulier, surtout dans les deux tiers supérieurs. A 6 centimètres au-dessus de l'apophyse styloïde du cubitus, on sent un ressaut en coup de hache avec fine crépitation à la pression, d'où le diagnostic de fracture de la diaphyse nécrosée.

Amaigrissement considérable du malade, rien aux poumons, rien au cœur.

8 octobre. — Opération par M. Rochet, en remplacement de M. Poncet. Incision de 15 à 18 centimètres le long du cubitus; dénudation périostique. Dans les trois quarts supérieurs, le cubitus ancien est englobé dans une gangue osseuse de nouvelle formation, criblée d'orifices. On trouve, au point indiqué par la palpation, une fracture oblique, dentelée. Le fragment inférieur s'étend jusqu'au cartilage de conjugaison qui a disparu. On fait l'extraction sous-périostée du fragment inférieur; l'épiphyse inférieure est laissée en place. On enlève au ciseau 4 à 5 centimètres de la gaine de nouvelle formation et, avec un davier, on extrait le séquestre formé par la partie supérieure de la diaphyse du cubitus. Pansement occlusif à la gaze iodoformée.

OBSERVATION III (inédite).

(Service de M. le professeur Ollier).

Augustine M..., vingt ans, tisseuse.

Pas d'antécédents héréditaires, ni personnels.

Il y a deux ans, la malade fit une chute dans l'eau ; peu après apparut une tuméfaction au niveau de l'extrémité inférieure du cubitus droit Cette tuméfaction, relativement indolente, augmenta peu à peu de volume. Au bout d'un mois, un abcès s'était formé et s'ouvrit spontanément. Au dire de la malade, il ne sortit pas de séquestres.

La malade, qui ne souffrait pas du tout, reprit bientôt son travail. Six mois après l'ouverture du premier abcès, une tuméfaction nouvelle apparut à la face externe du cubitus, à l'union du tiers inférieur avec le tiers moyen. La malade entra à l'hospice d'Annonay où l'on incisa le nouvel abcès.

Actuellement, la malade rentre à l'Hôtel-Dieu pour un troisième accident. On constate au tiers supérieur de la face externe du cubitus droit une tuméfaction du volume d'un gros œuf, de coloration violacée, nettement fluctuante et entourée d'un empâtement empêchant la palpation des organes voisins. La douleur à la palpation n'est pas très forte, pas de douleurs spontanées. Les mouvements du poignet sont normaux. La pronation et la supination s'effectuent sans difficulté. L'articulation du coude ne présente aucun trouble fonctionnel.

OBSERVATION IV (inédite).

(Service de M. le professeur Ollier).

Louis-Philippe J..., quinze ans, polisseur sur cuivre.

Pas d'antécédents héréditaires. Personnellement, variole à huit ans.

Il y a environ cinq semaines, sans traumatisme ni autre cause, le malade s'aperçut que son poignet gauche était douloureux dans les mouvements de flexion et d'extension. Les douleurs n'étant pas très vives, le malade continua à travailler. Il y a environ quinze jours, son poignet enfla brusquement et les douleurs, au moindre mouvement, devinrent telles que le malade dut cesser tout travail. Comme traitement jusqu'à maintenant, quelques frictions avec de l'alcool camphré. Comme l'état n'a pas changé depuis quinze jours, le malade entre à l'Hôtel-Dieu.

A l'examen actuellement on constate que la région du poignet est normale sur son bord radial. Sur le bord cubital, on constate l'existence d'un empâtement allant de la base du cinquième métacarpien à l'union du tiers inférieur avec le tiers moyen de l'avant-bras. La peau a conservé, même en cette région, sa coloration et son aspect ordinaire. Toute cette région interne de l'avant-bras est douloureuse à la pression. En deux points la pression éveille une douleur plus vive, l'un au-dessous de l'interligne radio-carpien, au niveau du pyramidal, l'autre à environ 1 centimètre au-dessus de l'apophyse styloïde du cubitus. On sent de la fluctuation en ces deux points.

Les mouvements volontaires du poignet sont impossibles, les mouvements provoqués sont extrêmement douloureux, même à faible amplitude. Les mouvements d'abduction de la main sont les plus douloureux.

Incision des deux abcès. On ne trouve pas de pus, mais des fongosités. Les deux foyers communiquent.

OBSERVATION V (inédite).

(Service de M. le professeur Ollier).

Héloïse J..., dix ans.

Pas d'antécédents héréditaires ni personnels.

Il y a un an la malade ressentit de la douleur dans la cuisse gauche et fut obligée de se mettre au lit. La douleur était plus vive la nuit et prenait surtout la forme de lancées. La cuisse augmenta de volume et au bout d'un mois, à la partie moyenne, se forma un abcès qui fut incisé par un médecin et d'où il sortit une quantité considérable de pus. Trois jours après, le foyer se rouvrit spontanément à la partie inférieure de la cuisse, en dedans du tendon du biceps. Plus tard, deux autres fistules se formèrent au-dessus des condyles fémoraux. Il n'est jamais sorti de séquestre. Actuellement, les fistules donnent encore.

Il y a un mois la malade remarqua un point douloureux au niveau de l'extrémité inférieure de son cubitus gauche. La région se tuméfia et, il y a quinze jours, se produisit une fistule puis une seconde dans le tiers inférieur de l'os. Par ces fistules il est sorti plusieurs petits séquestres.

Actuellement, nouvel abcès à la partie moyenne du cubitus d'où l'on extrait un séquestre par une incision de 5 centimètres suivant le bord postéro-interne de l'os.

13 juin. — Nouvelle incision suivant le bord postérieur du cubitus et extirpation de plusieurs séquestres dont quelques-uns adhérents.

OBSERVATION VI (inédite).

(Service de M. le professeur Ollier).

Camille R..., seize ans.

Parents bien portants. Onze frères et sœurs dont huit morts en bas âge, le malade ne peut dire de quelle maladie.

Personnellement, fièvre typhoïde vers neuf ou dix ans, sans complication du côté des os ni des articulations. A onze ans, une pneumonie dont il n'est rien resté. Le malade ne tousse pas; pas d'oppression.

Au mois de septembre dernier, le malade eut une nouvelle fièvre typhoïde qui le tint un mois au lit et guérit sans complication. Il retourna chez lui dans l'Ariège lorsqu'au mois de novembre, deux mois après cette fièvre typhoïde, il ressentit des douleurs dans l'avant-bras gauche. Il fut traité pour un érysipèle phlegmoneux. L'avant-bras était excessivement tuméfié, rouge et douloureux. La tuméfaction avait débuté par la région du poignet, puis remonta le long de l'avant-bras jusqu'au coude, sans jamais envahir le bras. A quelques centimètres au-dessus du poignet se forma un abcès qui fut ouvert. D'autres abcès se formèrent et s'ouvrirent spontanément le long de la diaphyse du cubitus. Plusieurs séquestres, environ six ou sept, de petit volume, sortirent avec le pus. Peu après, les mouvements devenant très douloureux dans l'articulation du coude, le malade immobilisa cette articulation.

Quelques jours après, des douleurs se produisent dans le genou, douleurs siégeant principalement à la partie supérieure du tibia. Il se développe au genou une hydarthrose considérable. Progressivement tout disparaît dans le genou et, actuellement, il n'y a pas de douleurs qu'après de longues fatigues ; jamais elles ne prennent la forme d'élancements, mais seulement de douleurs sourdes.

Actuellement, l'avant-bras fait avec le bras un angle obtus presque droit. La main est en pronation. Les mouvements sont à peu près abolis dans l'articulation du coude ; le malade ne peut pas se toucher le nez avec sa main gauche. Les mouvements provoqués dans l'articulation du coude sont très limités et assez douloureux. Les mouvements s'exécutent bien au poignet.

Le coude n'est pas très tuméfié, les saillies osseuses sont assez facilement perceptibles. Tout le cubitus est le siège d'une hyper-ostose considérable. La palpation n'éveille pas de douleurs tout le long du cubitus, sauf à la partie supérieure. Tous les trajets fistuleux sont actuellement cicatrisés, sauf un qui se trouve à 3 centimètres au-dessous de l'olécrâne et par lequel le stylet arrive sur un os dénudé.

OBSERVATION VII

(Ollier, *Traité des résections*, t. I, p. 583. Extraits.)

J. B..., sept ans.

Pas d'antécédents héréditaires.

Il y a trois ans, le petit malade fut pris de douleurs spontanées très vives au niveau de l'avant-bras droit. On le mena chez un empirique qui lui fit du massage et des tractions. A la suite de ces manipulations, l'avant-bras droit devint énorme. La suppuration s'établit et, par une large ouverture naturelle, la diaphyse du cubitus s'élimina en entier.

Depuis cette époque les mouvements sont très imparfaits, c'est ce qui l'amène à l'Hôtel-Dieu. A partir du coude, l'avant-bras est constitué par une masse molle n'offrant de résistance que sur le bord externe. Le long du bord postéro-interne existe une cicatrice mesurant 75 millimètres. A ce niveau, le cubitus fait complètement défaut. Il ne reste de cet os en bas, qu'un petit nodule mobile sous le doigt à la palpation, et représentant l'épiphyse inférieure. En haut se trouve une masse osseuse, soudée à l'extrémité inférieure de l'humérus, et représentant l'olécrâne considérablement hypertrophié. Il mesure à peu près 45 millimètres de haut sur 25 de large.

Le radius droit est plus volumineux que celui du côté sain, mais moins long, 11 centimètres au lieu de 168 millimètres. On remarque une légère incurvation de cet os, à concavité interne. La tête est subluxée en haut et en dehors et, à la palpation, on sent nettement une partie de la cupule radiale. A la partie inférieure de la face postérieure du bras, on trouve sur le trajet de l'humérus deux cicatrices de 12 à 15 millimètres par où il serait sorti du pus au début de l'affection, mais pas de séquestres. L'humérus du côté malade est atteint d'allongement atrophique, il mesure 20 centimètres contre 19 du côté sain. La main du côté malade est considérablement atrophiée, elle mesure 10 centimètres au lieu de 12 du côté sain.

L'avant-bras ne peut être fléchi sur le bras que jusqu'à l'angle droit. La flexion des doigts et de la main est très incomplète. La préhension est fort difficile, le pouce étant peu opposable. La main est ballante à l'extrémité de l'avant-bras et sa face postérieure peut arriver au contact de l'avant-bras lorsqu'on la renverse en arrière. On peut lui imprimer un mouvement de supination forcée, de telle sorte que sa face dorsale devienne supérieure.

M. Ollier fait adapter au bras de l'enfant un appareil articulé dont une de ses extrémités se fixe au bras et l'autre au poignet. L'enfant peut ainsi se servir plus utilement de son bras.

A l'âge de quatorze ans, le malade revient dans le service de M. Ollier, qui lui fait une greffe osseuse de quatre fragments provenant d'une ostéotomie cunéiforme du tibia pour fracture vicieusement consolidée.

Sur quatre de ces fragments mesurant de 5 millimètres à 1 centimètre, trois étaient recouverts de périoste. Ils sont mis dans une loge creusée dans le tissu fibreux cicatriciel remplaçant le cubitus absent. Au bout d'un mois, le malade sort du service, les fragments osseux paraissent avoir augmenté de volume.

Cinq mois après l'opération, le malade fut visité dans son village de la Drôme par le Dr Viennois, qui ne put retrouver trace des fragments osseux transplantés. La résorption avait été complète.

OBSERVATION VIII (inédite).

(Service de M. le professeur Ollier.)

Charles B..., vingt-deux ans, ouvrier mineur.

Dans son travail, le malade fit un faux pas et tomba d'un échafaudage de la hauteur de 2 à 3 mètres.

Son avant-bras porta sur une traverse de bois. Il se fit une fracture de l'extrémité supérieure du radius gauche par cause directe.

En examinant le bras du malade, on constate une cicatrice violacée d'environ 15 centimères sur la face postéro-interne de l'avant-bras gauche.

Vers l'âge de deux ans, sans cause, le malade ressentit des douleurs vives au niveau de l'extrémité inférieure du cubitus. Peu après, l'avant-bras se mit à gonfler et les mouvements devinrent impossibles dans l'articulation du poignet et très limités dans l'articulation du coude. Un médecin propose l'amputation du bras, qui fut refusée. Les parents enveloppèrent le bras de l'enfant dans de l'écorce de chêne, sans faire d'autre traitement. Au bout de quelque temps, on sentit des séquestres mobiles sous la peau et, quelques jours après, la paroi cutanée se rompit sur une grande longueur et permit la sortie spontanée de ces séquestres.

La suppuration persista quelque temps et finit par se tarir complètement. La cicatrice, actuellement, ne présente pas de fistule. On peut sentir par la palpation que le cubitus est reconstitué en totalité et paraît un peu plus volumineux que celui du côté opposé. Le malade pouvait se servir de son bras gauche sans aucune gêne, à part un peu de raideur du côté de l'articulation du poignet et une flexion incomplète du côté du coude.

Le cubitus droit mesure 26 centimètres et le gauche 25.

OBSERVATION IX (inédite).

(Recueillie dans le service de M. Gangolphe.)

C... (Benoît), dix-sept ans.

Pas d'antécédents héréditaires : parents bien portants, un frère et une sœur en bonne santé. Pas d'antécédents personnels.

Au mois de novembre 1900, le malade était porteur d'un furoncle à la partie postérieure de l'avant-bras. Il fit à cette époque une chute dans laquelle celui-ci fut excorié ; le squelette de l'avant-bras ne présentait rien, pas de fracture, pas de points nettement douloureux. A partir de ce moment, le furoncle devint le siège d'une induration persistante et traîna en longueur. Une quinzaine de jours après sa chute, le malade ressentit dans l'avant-bras une douleur assez vive qui, peu à peu, envahit le bras jusqu'à l'épaule. La moindre pression, le moindre contact était très pénible, néanmoins pas de gonflement, pas de changement de coloration de la peau.

Vers le milieu de décembre, le coude commença à gonfler et à devenir rouge. Un abcès apparaît à la partie postérieure de l'olécrane. Ouverture de l'abcès par un médecin, drainage. Pendant un mois, suppuration abondante, pas de séquestres éliminés. A la fin de janvier, la suppuration diminue, le malade se lève. A ce moment, l'avant-bras était beaucoup moins gros, il n'était pas très rouge ; néanmoins, à la face postérieure, le long du trajet du cubitus, on remarque une coloration violacée et luisante de la peau. Le gonflement était peu accentué le matin et très accentué le soir. Il augmente et descend à la partie moyenne de l'avant-bras, mais remonte peu au-dessus du coude. Le malade vient à l'Hôtel-Dieu au mois de mars.

A l'entrée à l'hôpital, le malade présente l'avant-bras gauche incliné à angle droit sur le bras. Le gonflement de l'articulation du coude est assez considérable et masque les saillies osseuses à l'inspection. Il remonte à quatre travers de doigt environ au-dessus du coude et descend jusqu'à la partie moyenne de l'avant-bras en diminuant progressivement. En avant, le gonflement est moins considérable, il a néanmoins fait disparaître le pli du coude. Sur la face postérieure, qui est violacée depuis le coude jusqu'au tiers inférieur de l'avant-bras sur le trajet du cubitus, la palpation est peu douloureuse et l'on sent au milieu de l'empâtement le cubitus notablement épaissi. La palpation est plus douloureuse au niveau de l'olécrâne où l'on remarque une fistule. Les mouvements du coude sont impossibles, le poignet fonctionne librement et ne présente rien d'anormal. Néanmoins, le côté cubital de la main et les deux derniers doigts sont le siège d'un léger œdème qui gêne les mouvements.

Sur la face postérieure de l'avant-bras, incision de 12 centimètres sur le trajet du cubitus. Sous le périoste garni d'une couche assez épaisse d'os nouveau, M. Gangolphe trouve et retire un séquestre représentant toute la diaphyse du cubitus.

Le malade sort fin mars. La plaie suppure encore légèrement et nécessite un pansement tous les huit jours.

Le malade rentre à la fin d'août. Le coude a enflé de nouveau et est devenu douloureux. M. Siraud trouve dans l'olécrâne de nouveaux foyers nécessitant la résection du coude.

Actuellement, en novembre 1901, toutes les plaies sont fermées, il n'y a plus de suppuration. L'avant-bras est en demi-pronation et forme avec le bras un angle de 120 degrés. Les mouvements de flexion sont étendus un peu au delà de l'angle droit. La palpation du cubitus en arrière où il est plus accessible montre qu'il est très élargi, ainsi que l'olécrane. La radiographie montre aussi que le cubitus s'est régénéré en entier et donne aux rayons X l'opacité d'un os normal plus considérable peut-être. L'olécrâne s'est aussi régénéré en totalité, ainsi que l'apophyse coronoïde qui présente, même en avant, un bec considérable pouvant être une cause de gêne des mouvements, pour plus tard tout au moins.

OBSERVATION X

(Traité des résections de Ollier, t. II, p. 397. Extraits.)

*Résection du coude et ablation sous-périostée de toute la dia-
physe du cubitus dans un cas d'ostéomyélite de la partie
supérieure du cubitus avec invasion de l'articulation du
coude. — Résection totale du coude dans une première opération; ablation de toute la diaphyse du cubitus dans la
seconde. — Complications locales; diphtérie de la plaie. —
Absence de régénération osseuse au niveau de la partie
centrale de la diaphyse.*

Claudine G..., quinze ans, entre le 28 décembre 1873, salle
Sainte-Marguerite, atteinte d'une ostéite de la base de l'olécrâne,
qui commençait à se propager à l'articulation du coude. Les
accidents de propagation devenant de plus en plus marqués et
un point fluctuant s'étant montré à la face postérieure de l'olécrâne, M. Ollier pratiqua la résection totale du coude, le 9 janvier 1874. Le cubitus fut réséqué à 75 millimètres du sommet de
l'olécrâne. La suppuration avait gagné l'articulation par une
perforation du cartilage.

La tête du radius fut réséquée à 14 millimètres au-dessous du
bord supérieur de la cupule et l'humérus à 24 millimètres au-
dessus de la gorge de la trochlée; ces deux derniers os ne présen-
taient que des altérations secondaires de leur cartilage, produites
par le pus qui avait envahi l'articulation. La malade fut soulagée
par l'opération, mais la guérison fut lente, l'état général était
mauvais : pâleur extrême comme on le remarque souvent chez les
individus atteints d'ostéite infectieuse grave. Quelques temps
après la fièvre reparut, et la malade souffrait le long de la diaphyse du cubitus, du pus s'écoulait par le bout supérieur de l'os.
M. Ollier pratiqua alors (29 septembre 1874) l'ablation sous-
périostée de toute la diaphyse de l'os jusqu'au cartilage de conjugaison inférieur (12 centimètres qui, ajoutés au 75 millimètres

enlevés précédemment, font une longueur de près de 20 centimètres). L'os était augmenté de volume, éburné en quelques points, et contenait du pus et plusieurs petits séquestres dans le canal médullaire. La fièvre ne reparut plus, mais la guérison fut lente, la plaie ayant été envahie par l'érysipèle et la diphtérie ; la malade était toujours très pâle, les poumons étaient sains.

Revue le 4 juin 1881, cette opérée se trouvait dans l'état suivant : Le coude est reconstitué et complètement mobile dans le sens antéro-postérieur. Il y a une légère mobilité latérale, mais pas d'intervalle entre l'humérus et les os de l'avant-bras. Le nouvel olécrâne, ayant une largeur et une épaisseur à peu près normales, est reçu en arrière dans une dépression qui existe entre les tubérosités humérales de nouvelle formation.

Malheureusement, si l'extrémité articulaire supérieure est reproduite, il n'en est pas de même de la diaphyse, qui est représentée par un gros cordon fibreux adhérent à la cicatrice cutanée, et unissant l'extrémité inférieure du cubitus à l'olécrâne nouveau. La partie olécranienne nouvelle, large de 7 centimètres, se termine en pointe inférieurement et se continue avec le cordon fibreux pour se rejoindre, à 12 centimètres plus bas, avec une masse osseuse de nouvelle formation due à l'ossification de la région juxta-épiphysaire inférieure. Cette partie osseuse, haute de 3 centimètres, se continue avec l'épiphyse inférieure et paraît un peu mobile sur elle. Le déficit osseux à la partie moyenne de l'os est de 5 centimètres.

L'apophyse styloïde du cubitus est un peu remontée ; il n'en résulte pas cependant d'inclinaison de la main sur le bord cubital. Le cubitus du côté sain mesure 246 millimètres ; celui du côté opéré, portion osseuse et portion fibreuse intermédiaire comprises, mesure 215 millimètres.

L'humérus mesure, de l'angle postérieur de l'acromion au bord inférieur du condyle : côté sain, 302 millimètres, côté opéré, 280 millimètres.

Le membre opéré a de 3 à 4 centimètres de moins en circonférence dans les parties charnues. Avant-bras : côté sain, 225 milli-

mètres: côté opéré, 195 millimètres. Bras : côté sain, 274 millimètres, côté opéré, 230 millimètres.

Malgré ces conditions défavorables, le sujet soulève avec le
bras opéré 5 kilogrammes à bras tendu et porte aisément de la
même manière, pendant huit ou neuf secondes, 4 kilogrammes.

Quand le membre est en supination, sa forme est très régulière
et sa solidité grande, mais il se déforme quand la main se retourne
en pronation ou se place seulement dans une position intermédiaire.

L'avant-bras s'incline alors un peu en dedans, à cause de la
fixité insuffisante de la pièce osseuse supérieure du cubitus, et
cette déviation s'accentue et s'accompagne d'une inclinaison en
bas, lorsque l'avant-bras est maintenu en pronation.

OBSERVATION XI

(Thèse de Charézieux, Bordeaux, 1896-97.)

*Ostéomyélite aiguë de l'extrémité supérieure du cubitus droit
et du radius gauche. Trépanation Mort.*

Maxime B..., six semaines, venu à la consultation des enfants
le 21 octobre 1896. Antécédents héréditaires : mère délicate,
père bien portant. Antécédents personnels : l'enfant est venu au
monde en présentation du sommet, mais l'accouchement ayant
été long, il a un peu souffert. Dès les premiers jours de sa nais-
sance, la plaie ombilicale s'est mise à suppurer et l'enfant a eu
de fréquentes coliques.

Depuis huit jours la mère s'est aperçue que le membre supérieur droit était enflé, que l'enfant le remuait difficilement et
qu'il criait quand elle le touchait.

Le 28, on constate de l'œdème du membre supérieur droit et
un peu du côté opposé. A la vue, la tuméfaction siège surtout
à la partie supérieure de l'avant-bras; cette région est légèrement rosée et les veines superficielles sont plus apparentes que
celles du côté opposé. A la palpation : tuméfaction en arrière de

la tête radiale ; mais cette tuméfaction ne suit pas les mouvements de pronation et de supination du radius.

Lorsqu'on explore cette région, l'enfant pousse des cris aigus, il manifeste de la douleur lorsqu'on presse sur l'extrémité inférieure de l'humérus, mais on ne perçoit pas à ce niveau de tuméfaction nette.

Il présente une éruption impétigineuse considérable autour de l'orifice buccal, mais ne datant, au dire de la mère, que d'hier.

Température rectale, 38°3.

Le même jour, incision longitudinale de 4 centimètres environ au niveau de la tuméfaction. On s'aperçoit alors que la tuméfaction adhère profondément à la face interne du cubitus et nullement au radius ; on arrive jusqu'à l'os et une sonde cannelée, introduite par la plaie, fait trouver une goutte de pus sous le périoste, pus blanc, strié de sang. A ce niveau, le cubitus est dénudé et la sonde cannelée pénètre dans l'os sans effort. Un coup de curette pénétrant jusqu'au centre de la cavité médullaire, a retiré de l'os malade qui ressemble à de l'os en voie de nécrose. Drainage à la gaze iodoformée. Pansement.

29 octobre. — Température rectale, 38°2.

30 octobre. — 37°9. Pansement refait.

2 novembre. — Pansement refait ; admission à l'hôpital.

5 novembre. — 37 degrés. Pansement refait ; la plaie a bon aspect ; état général pas mauvais.

La petite quantité de pus recueillie à l'opération n'a pas donné de cultures ; elle avait été recueillie sur un tampon imbibé de sublimé.

7 novembre ; 39 degrés. On refait le pansement ; soir, 38°8.

9 novembre. — Opération sur le radius gauche. Incision de 3 à 4 centimètres environ jusqu'à l'os : pas de pus sous le périoste. Trépanation de l'os. La plaie est tamponnée avec des tampons aseptiques. mais non antiseptiques, et on recueille un peu de sang dans une pipette.

La moelle est congestionnée, séparée du reste de l'os et forme une masse assez résistante ressemblant plutôt à des fongosités

ayant subi la transformation fibreuse. A la périphérie de la
moelle, l'os est congestionné, mais ne présente pas de fongosités. La pipette ainsi que les produits osseux recueillis dans la
cavité médullaire sont portés au laboratoire des cliniques et examinés. Le sang ainsi que les produits osseux ont donné par la
culture des staphylocoques blancs et dorés.

10 novembre. — Le matin, 38 ; le soir, 39 degrés.

11 novembre. — Le matin, 39°4.

L'enfant présente aujourd'hui une ophtalmie ; la quantité de
pus est considérable, mais il n'y a pas d'œdème des paupières,
pas de phénomènes inflammatoires du côté de la conjonctive
Ce pus, examiné au laboratoire des cliniques, contenait : des
streptocoques, des staphylocoques, un micro-organisme filamen-
teux qui n'a pas cultivé et pas un gonocoque.

Le soir, 40°6.

12 novembre. — M. le professeur Piéchaud examine l'enfant
des pieds à la tête. Il ne trouve pas d'autres localisations pouvant expliquer une fièvre aussi inteuse. Rien aux poumons, rien
au cœur : l'enfant urine assez fréquemment. En raison des ulcérations qu'il présente au niveau de l'aine, des bourses, des croû-
tes qui existent en abondance autour de l'orifice buccal, on le
soumet au traitement spécifique. Le matin, 40 degrés. Le soir,
38 degrés.

13 novembre. — L'enfant est pâle, cyanosé. Respiration difficile, des râles de bronchite, pas de foyer de broncho-pneumonie. Le matin, 41°6. Le soir, 39°8.

Il meurt dans la nuit.

OBSERVATION XII
(Thèse de Mialaret, Lyon, 1893-94).

Ostéomyélite à foyers multiples.
Ostéomyélite larvée du cubitus gauche.

Louise B..., dix-neuf ans, sans profession, entre à l'Hôtel-Dieu,
salle Saint-Anne.

Pas d'antécédents héréditaires. Personnellement il y a six ans, péritonite aiguë. Trois mois après, fièvre typhoïde.

Pendant le cours de cette affection, complications osseuses à la partie inférieure de l'avant-bras droit, et au tiers inférieur du tibia droit. Ces complications étaient des foyers d'ostéomyélite aiguë.

Entrée à l'Hôtel-Dieu. Râclage et curetage.

Au commencement de l'année 1890, foyer d'ostéomyélite à la hanche droite et à l'extrémité inférieure du fémur droit. La malade subit une nouvelle opération; immobilisation dans une gouttière.

En mai 1890, nouvel abcès apparaissant à l'épiphyse inférieure du fémur gauche et à la hanche gauche. La suppuration s'établit très abondante.

En avril 1892, la malade qui depuis un an n'avait pas souffert de lésions nouvelles ressentit des douleurs atroces dans l'avant-bras gauche. Ces douleurs à début brusque étaient lancinantes, mais non continues. Elles arrachaient des cris à la malade. Ces douleurs se répercutaient jusque dans les doigts de la main gauche.

La malade dit avoir ressenti en même temps une douleur diffuse dans tout le membre supérieur gauche, lui donnant la sensation de fourmillement.

Ces douleurs, exagérées pendant la nuit, s'apaisaient un peu pendant le jour, où la malade prenait du repos.

A cette époque, pas de tuméfaction en aucun point du segment inférieur de l'avant-bras gauche. Pas de changement de coloration de la peau, pas d'élévation de température locale. La pression n'exagérait pas la douleur.

Cet état persista pendant plusieurs mois. Amaigrissement de la malade. Au mois d'août, apparition en quelques jours d'une légère tuméfaction à la partie inférieure de l'avant-bras gauche. C'était en cet endroit qu'avaient été localisées les souffrances ressenties pendant les mois précédents. Les douleurs sont bien plus vives. Frissons, fièvre, exacerbation de la douleur à la pression.

Etat actuel, 15 février 1893. La jeune fille est très amaigrié. A l'examen, cicatrices en divers points des membres supérieur et et inférieur, résultant de la guérison spontanée ou du grattage des foyers d'ostéomyélite. Ankylose des deux hanches, marche très difficile.

A la partie inférieure de l'avant-bras gauche, existe une tuméfaction limitée. Elle s'étend sur une longueur de quatre travers de doigt et siège au devant du cubitus. Pas de changement de coloration de la peau.

A la palpation, on sent un empâtement très net. Pas de fluctuation. A la pression on provoque une douleur très vive.

Les douleurs fixes siégeant dans l'avant-bras sont toujours persistantes. elles ont perdu le caractère aigu qu'elles avaient avant l'apparition du gonflement.

Fin février : Aucune opération n'a été faite sur la malade. Les douleurs ont diminué peu à peu d'intensité. La tuméfaction a même rétrocédé, mais il y a toujours de l'empâtement.

OBSERVATION XIII

(Publiée par M. le professeur Poncet, *Lyon médical*, 1872. Ext.)

Pièce recueillie à l'amphithéâtre sur un sujet mort phtisique à l'âge de trente-quatre ans.

Si l'on examine l'avant-bras gauche on est frappé par un arrêt considérable d'accroissement des os de ce côté et par la déformation de la main. Mesurant comparativement les os des deux membres on trouve :

Cubitus : Côté sain, 25 centimètres, côté malade: 12 centimètres, différence de longueur, 13 centimètres.

Radius : Côté sain, 23 centimètres; côté malade, 18 centimètres différence de longueur, 5 centimètres.

Nous avons dans ces mensurations tenu compte de la courbe du radius. Cet os, s'est fortement incurvé, sa convexité est tournée en dehors, il dépasse le cubitus en haut et en bas, de telle sorte que dans les mouvements de pronation, il tourne autour du cubitus, en le croisant à la manière des branches d'un X.

A son extrémité supérieure, le radius s'est luxé en dehors, où il fait une forte saillie ; sa capsule n'est plus en rapport avec le condyle que par son bord interne ; son extrémité inférieure est épaissie, son diamètre transversal, un peu diminué. La diaphyse, dont le volume n'a pas sensiblement changé, s'est arrondie, ses faces se sont effacées, sa forme est devenue cylindrique.

Quant au cubitus, ses dimensions sont la moitié de celles du côté sain ; il a la forme d'un pieu en fer de lance dont la grosse extrémité serait formée par l'olécrâne. A partir de l'apophyse coronoïde, il va en diminuant de volume. Son extrémité inférieure est aplatie, triangulaire. Elle n'est plus en rapport avec la facette articulaire radiale, elle en est distante de 20 à 25 millimètres. Par suite de cette inégalité d'accroissement, la main est déjetée en dedans.

L'humérus n'offre aucune lésion.

Au dire du malade, il aurait eu, étant tout enfant, une maladie des os qui nécessita un séjour de plusieurs mois à la Charité. Pendant ce séjour, des abcès se formèrent au niveau de l'extrémité inférieure du cubitus et par l'un des trajets fistuleux agrandi avec le bistouri, on enleva un morceau d'os volumineux.

Ces indications sont confirmées par une cicatrice ancienne, située un peu au-dessus du poignet, à la partie postéro-interne du membre. Cette cicatrice, en cul de poule, à la largeur d'une pièce de 20 centimes, elle est fortement adhérente au cubitus.

CONCLUSIONS

I. L'ostéomyélite est rare au cubitus, cependant elle est probablement moins rare que pourrait le faire croire une statistique basée sur le petit nombre des observations que nous avons réunies.

II. L'ostéomyélite du cubitus est une maladie de la période de croissance, elle est relativement plus fréquente pendant l'adolescence que pendant l'enfance. Son maximum de fréquence paraît être vers seize ou dix-sept ans, c'est-à-dire à un âge un peu plus élevé que pour les autres localisations.

III. On peut, dans un grand nombre de cas, relever un traumatisme au début de l'affection. La situation sous-cutanée de l'os et sa position en bas dans la demi-pronation, en dehors dans la pronation, mouvements naturels de défense, expliquent la fréquence des traumatismes à ce niveau. L'insertion du triceps et du brachial antérieur, à l'extrémité supérieure, peuvent causer fréquemment ce qu'Ollier a appelé l'entorse juxta-épiphysaire et intervenir dans l'étiologie de l'ostéomyélite du cubitus.

IV. La porte d'entrée de l'infection peut être sur l'avant-bras au niveau même où apparaîtra l'ostéomyélite ou bien siéger sur un point du corps bien plus éloigné.

V. L'extrémité inférieure du cubitus est bien plus fréquemment atteinte que la supérieure, ce qui est en rapport avec l'activité et, par suite, la vascularisation plus grande de cette première extrémité, comme l'a montré Ollier.

VI. L'ostéomyélite du cubitus débute en général par des phénomènes locaux et très rarement par des phénomènes généraux. Elle revêt souvent une allure subaiguë ou même chronique d'emblée.

VII. L'épiphyse supérieure du cubitus ne forme que le quart supérieur de l'olécrâne ; la diaphyse, formant le reste de cette saillie osseuse ainsi que l'apophyse coronoïde, se trouve en rapport immédiat avec l'articulation du coude. Il en résulte que cette articulation est envahie dès le début de l'affection et qu'une arthrite, purulente ou non, se produit.

VIII. Le cartilage de conjugaison de l'extrémité inférieure du cubitus se trouve au contact de l'articulation radio-cubitale inférieure. L'épiphyse inférieure est séparée de l'articulation radio-carpienne par le ligament triangulaire, qui empêche en général la communication d'une articulation avec l'autre. Pour ces raisons, au poignet, les mouvements de pronation et de supination disparaissent dès le début de l'affection, tandis que ceux de flexion et d'extension sont conservés pendant toute sa durée.

IX. L'ostéomyélite du cubitus peut présenter toutes les formes cliniques décrites par Gosselin et souvent aussi la forme bipolaire d'Ollier.

X. Le pronostic de l'ostéomyélite du cubitus est en général bénin au point de vue de la mortalité à cause de l'absence de phénomènes généraux d'infection. L'envahissement de l'articulation du coude dans l'ostéomyélite supérieure, l'arrêt possible de l'accroisement de l'os dans l'ostéomyélite inférieure donnent au pronostic fonctionnel une assez grande gravité.

XI. La présence fréquente d'abcès osseux dans l'olécrâne, et principalement dans l'apophyse coronoïde, nécessite le plus souvent l'ablation de toute l'extrémité supérieure du cubitus ou même la résection du coude (Ollier). Ces abcès, étant donnée leur position profonde, peuvent passer inaperçus et nécessiter une seconde intervention.

BIBLIOGRAPHIE

ALDIBERT, De l'ostéomyélite aiguë chez les enfants au-dessous de deux ans (Revue mensuelle des maladies de l'enfance, juin 1894).

AYALA-RIOS, Portes d'entrée de l'ostéomyélite (th. Paris, 1886).

BÉNÉDIC, Inconvénients de la résection diaphysaire hâtive ou précoce dans l'ostéomyélite des os longs (th. Nancy, 1899-1900).

BLANCHON, De l'ostéomyélite aiguë chez l'adulte (th. Lyon, 1894-1895).

BŒCKEL, Sur la périostite phlegmoneuse (Gazette médicale de Strasbourg, 1858).

BOUCHARD, Traité de pathologie générale.

BOUDRIOT, Ulcérations artérielles dans l'ostéomyélite (th. Lyon, 1896-1897).

BRAQUEHAYE, Gazette hebdomadaire de médecine et dechirurgie, mars 1895.

CHARÉZIEUX, De l'ostéomyélite chez les jeunes enfants (th. Bordeaux, 1896-1897).

CHASSAIGNAC, Mémoire sur l'ostéomyélite (Gaz. méd. de Paris, 1854).

— Abcès sous-périostiques aigus (Mémoire de la Soc. de chir., 1857, t. IV).

CULOT, De l'inflammation primitive aiguë de la moelle des os (th. Paris, 1871).

CURTILLET, Province médicale, Lyon, 1889.

Danet, Contribution à l'étude des formes graves de l'ostéomyélite chez les adolescents (th. Paris, 1893-1894).

Dardenne, De l'ostéomyélite chez les enfants au-dessous de deux ans (th. Paris, 1893-1894).

Demoulin, De l'ostéomyélite chronique d'emblée (th. Paris, 1887-1888).

Dupin, De l'ostéomyélite suraiguë (th. Bordeaux, 1897-1898).

Faure, Traité de chirurgie, Delbet et Le Dentu.

Gamet, Sur l'ostéo-périostite juxta-épiphysaire (th. Paris, 1862).

Gangolphe, Traité des maladies infectieuses et parasitaires des os.

Giraldès, Leçons cliniques sur les maladies chirurgicales des enfants, 1869.

Gosselin, Cliniques chirurgicales de la Charité, t. II.

— Archives de médecine, 1858.

— Ostéites épiphysaires des adolescents (Archives générales de méd., 1858, t. II).

Gouilloud, Lyon médical, 1885.

Haaga, Archiv. zur klin. Chirurgie, 1889.

Hanquet, Nécrose du corps du cubitus, séquestre invaginé, guérison (Archives médicales belges. Bruxelles, 1892).

Heidenhain, Ueber 49 Fälle von acuter Osteomyelitis (Archiv. f. Klin. Chir., 1894).

Hutinel, De la dothiénenthérie (th. agrég., 1883)

Ivanoff, De l'ostéomyélite subaiguë ou insidieuse pendant la croissance (th. Paris, 1885).

Jaboulay, Le microbe de l'ostéomyélite aiguë; démonstration expérimentale de sa présence dans les foyers de l'ostéomyélite prolongée et dans quelques abcès chauds (th. Lyon, 1885).

Jalaguier, De l'arthrotomie (th. agrég., 1886).

Kaufmann, Des fractures spontanées consécutives à l'ostéomyélite (th. Paris, 1878).

Klose, Sur les décollements épiphysaires spontanés (Archiv. gén. de méd., 1858).

Kraske, Centrallblatt für Chirurgie, 1888.

LAMOTHE, Contribution à l'étude de l'ostéomyélite des jeunes enfants (th. Paris, 1897-1898).

LAUTIER, Etude clinique des complications articulaires de l'ostéomyélite chez l'adulte (th., Paris 1892).

MARCHANT G., Résection précoce dans l'ostéomyélite, Soc. anat., 1889.

MAUCLAIRE, Ostéomyélite de croissance, 1894.

MIALARET, Ostéomyélite larvée, ostéalgies ostéomyélitiques (th., Lyon, 1893-1894).

NOVÉ-JOSSERAND, Étude expérimentale et histologique des troubles de l'accroissement des os par lésion des cartilages de conjugaison, Paris 1890.

OLLIER, Entorse juxta-épiphysaire (Revue de chirurgie, t. I, 1881).

— De la trépanation dans les diverses formes d'ostéomyélite (Compte rendu, Acad. Sc., 1876).

— Encyclopédie internationale de chirurgie, t. IX.

— Traité des résections, t. I et II.

— Etude expérimentale et clinique de la régénération des os.

PAUL, De l'ostéomyélite aiguë des vieillards (th., Lyon, 1895-1896).

PIÉCHAUD, Cliniques chirurgicales de l'Hôpital des enfants, Bordeaux. 1896-1897.

PONCET, Traité de Chirurgie Duplay et Reclus, t. II, article Ostéomyélite.

— Lyon médical, t. II, 1872.

POUTEAU, Formes graves de l'ostéomyélite prolongée (th., Paris, 1893-1894).

RODET, De la nature de l'ostéomyélite infectieuse (Revue de chirurgie, 1885).

SALDUCCI, De l'ostéomyélite chronique d'emblée due au staphylocoque blanc à l'état de pureté (th , Montpellier 1897-1898).

SALÈS, Marche et traitement de l'ostéite dia-épiphysaire suppurée (th., Paris, 1871).

SCHEDE, MITTEIL. a. d. Chir., Abteil. d. Berlin, Städt, 1875.

SCHUTZENBERGER, Gazette médicale de Strasbourg, 1853.

SÉZARY, De l'ostéite aiguë chez les enfants et les adolescents (th., Paris, 1870).

THELLIER, De l'ostéomyélite spontanée considérée dans son étiologie et sa pathogénie (th., Paris, 1883).

THELLIEZ, Considérations sur le traitement de l'ostéomyélite des os longs (th., Paris, 1893-1894).

TERRAL, Contribution à l'étude de la résection des grandes diaphyses dans l'ostéomyélite de croissance (th., Toulouse, 1898-1899).

VOLKMANN, Beitrage zur Chirurgie, 1875.

— Archiv. für klin. Chirurg., 1863.

9 782014 067262